Looking for the possible approach to clinical practice by pharmacists.

がんばろう薬剤師
― 医療貢献のための道を探る ―

髙村徳人［著］

講談社

はじめに

　本書は、筆者が薬剤師の医療貢献の道を探るために、薬剤師医療に疑問を抱き、大いに悩み苦しんだ末に導き出したさまざまな想いや考えを書き綴ったエッセイです。薬剤師の方々をはじめ、これから薬剤師を目指す高校生、薬学部の学生・教員、さらに一般の方々にも読んでほしいと思っております。なぜならば、薬剤師医療の発展はすべての方々に大きな影響を与えることになると思うからです。

　薬剤師は職務を一生懸命に全うすればするほど、己の悩みや苦しみの本質が見えてくると思います。この本質を知ることが、薬物治療において"患者の苦しみを抜いて楽を与える（抜苦与楽）"臨床能力に長けた薬剤師を生み出すきっかけになると堅く信じています。

　筆者は日本の薬学教育にフィジカルアセスメント技術導入の必要性を最初に全国発信しました。同時に、フィジカルアセスメントを行うための高機能シミュレータの必要性も最初に訴えました。本書を通し、フィジカルアセスメントの技術力が生み出す、薬剤師のさらなる無限の可能性について気づいていただければ幸いです。

　薬学6年制教育は、他の医療系学部教育とは比べものにならないほどの大改革の時期を迎えています。この大改革の成功のための一助になればという想いも本書に込めました。

　本書はまじめな内容が大半をしめますが、笑える話題も盛り込んでいるので、気楽に読み進んで下さい。

　本書の執筆にあたり、多大なご協力を頂いた講談社サイエンティフィク国友奈緒美氏に心より感謝致します。

2013年2月

髙村徳人

目次

薬剤師を悩ませてきた本質を探る ……………………………… 1
イントロダクション　薬剤師とは ……………………………… 3

第1章　薬剤師の職能を考える ……………………………… 7
1.1　薬剤師が身につけるべき一番の技術とは何か？ ……… 8
1.2　薬剤師の技術が向上しなかった理由 ………………… 10
1.3　薬剤師は患者のそばにいなくていいのか？ ………… 11
1.4　中身のない自分に気づく ……………………………… 12
1.5　薬剤師として勝負できていない自分に気づく ……… 14
1.6　薬剤師の職能とは何かを最初に教えてくれた
　　　薬局のお爺ちゃん薬剤師 …………………………… 15
1.7　父の闘病時期を振り返って …………………………… 17
1.8　薬術を持つことで患者さんの笑顔と出会える ……… 18
1.9　薬剤師の持つべき"真の技術（＝薬術）"は、
　　　医者の技術や考えの中から見えてくる …………… 20
1.10　医療人として持つべき哲学 ………………………… 23
1.11　薬局薬剤師は医療人である ………………………… 23

第2章　薬術の開発を目指して ……………………………… 31
2.1　薬剤師が手に入れるべき必殺技について考える …… 32

	（1）プロレスの必殺技	32
	（2）薬剤師の必殺技（決め技）	33
2.2	名薬剤師が存在しない理由	35
2.3	ファーストチョイスとなる道具が重要	36
2.4	診断法について考える	38
2.5	さあ、道具を創ってみよう	39
2.6	間接聴診法の極意〜聴診と心音について〜	41
	（1）間接聴診法とは	41
	（2）4つの弁と心音	42
2.7	他の分野の知見から薬術のヒントを得る	47
2.8	筆者のたどり着いた薬術	50
	（1）『薬学的分布診断法』とは、どういうものか	50
	（2）関節リウマチ患者の診断例	52
2.9	「薬学的分布診断法」から薬剤師のシンボルになる道具を創ってみせる！	55
2.10	蛋白結合置換術に挑戦してくれた治療センスを有する薬局薬剤師から学んだこと	62
2.11	フェイススケールを用いた薬剤師のコミュニケーションスキル	65
	（1）病態の尺度に用いる場合	65
	（2）感情的にさせないように工夫する場合	66

第3章 これからの薬剤師養成　71

[現状]

3.1	薬学教育制度の概要とカリキュラム例	72
	（1）薬学教育制度	72

(2) カリキュラム ··· 74
　3.2 実務実習制度の拡充 ·· 76
　　　(1) 実務実習 ··· 76
　　　(2) コミュニケーション能力 ··· 78

[今後に向けて]
　3.3 薬学部のこれから
　　　〜臨床能力に長けた薬剤師を養成するために ················ 80
　　　(1) カリキュラムの再検討 ·· 80
　　　(2) 目の前の患者を救う薬学的技術力 ····························· 82
　　　(3) 薬学部の研究成果が薬剤師技術へ向かわない現状 ········ 84
　　　(4) 薬学部は薬学的実践技術（薬術）を開発し、学生に教えよ
　　　　　〜「薬学臨床技術導入学」 ······································· 85
　　　(5) 全国に存在するであろう薬術をすべて拾い上げる ········ 88
　　　(6) 受身の薬学から攻めの薬学へ ··································· 89
　3.4 これからの薬剤師はどう養成すればいいのか ················ 91
　3.5 薬学6年制を成功させるために
　　　〜臨床能力に長けた薬剤師養成への取組み ··················· 96
　3.6 フィジカルアセスメント技術を薬学教育に導入するまでの経緯 ··· 98
　3.7 ベッドサイド実習がもたらす成果とは ·························· 101
　3.8 学内の実習には薬術を導入すべき ································ 102
　3.9 薬剤師よ己の道を進め、
　　　薬剤師を知らない社会の意見に振り回されるな ············· 103

自己紹介：薬剤師になるまでと、なってからの人生 ················ 104
巻末資料：1. 薬学的分布診断法に基づく蛋白結合置換術（薬術） ··········· 112
　　　　　2. 薬物投与、フィジカルアセスメントおよび救急救命実習 ··· 125

Column

外来患者に対する薬剤管理指導業務の必要性について ……………… 60
薬局薬剤師が重視すべき儀式性について ………………………………… 68
在宅医療におけるフィジカルアセスメントの重要性 …………………… 94
医療人GP獲得のための申請書作成 ……………………………………… 100

mini column

セルフメディケーションの責任の大きさについて ……………………… 25
薬剤師の人数 ……………………………………………………………………… 30
血圧計 ……………………………………………………………………………… 46
農機具の発展・改良の歴史 ……………………………………………………… 49
TDMからADME診断法へ ………………………………………………… 55
なぜ薬学的診断法が重要なのか ………………………………………………… 57
在宅医療における薬局薬剤師と病院薬剤師や薬学部との連携 ………… 63
4年制学部に対する医師の意見 ………………………………………………… 80
あこがれの薬剤師の存在が重要である ………………………………………… 87
薬剤師の活躍が薬学部を繁栄させる …………………………………………… 89
学生の実務実習の改善は、薬学教員と指導薬剤師の共同体制で ………… 90
複数の診療科での薬剤管理指導業務の経験を経て ……………………… 123

Memo

間接聴診法 ………………………………… 37
薬物と蛋白結合サイトに関する
例え話 ……………………………………… 58
薬学臨床技術導入学（薬術を創出
する学問）とは …………………………… 87
フィジカルアセスメント ………………… 92
薬効増強が期待できる薬の条件 …… 118

トホホ薬剤師

薬剤師は「蚊帳の外」の巻 ………… 26
外来調剤の巻 ………………………… 27
恐い婦長さんの巻 …………………… 28
ボルタレン®坐剤の巻 ……………… 64
500 mL注射用蒸留水の箱の巻 … 70

薬剤師を悩ませてきた本質を探る

> なぜ、今日まで
> 薬剤師が主役の感動のドラマやドキュメンタリーが
> 存在しなかったのだろうか？
> （医師、歯科医師や看護師はもちろん、獣医師などのものは存在するのに？
> 医療以外でもアスリート、音楽家や建築家などのものも存在するのに？）。

　こんな素朴な疑問を多くの薬剤師は抱いているのではなかろうか。ひょっとすると薬剤師にとどまらず、国民全体の疑問なのかもしれない。
　ここで、この疑問について、もう少し深く考えてみると、つまり**「薬剤師の仕事は、皆に感動を与えない」**ということになる。
　それは、薬剤師にとって重大問題である。いったい誰に責任があるからこの問題が生じたのかと問えば、薬剤師は真面目なので己に責任があると答えるか、あるいは薬学生に薬学教育を行った薬学教員に責任があると答えるかの２つだと思われる。その通りである。これは間違いようのない答えである（薬剤師養成には薬学教員と薬剤師しか登場しない）。薬剤師であり薬学教員でもある筆者もそう思う。ここで社会が悪いと答える薬剤師は一人もいない。しかし筆者の内なる声が次のフレーズを「書けよ、書けよ」と言うのである。もし万が一、社会が悪いと答える甘っちょろい薬剤師がいたら、プロレス愛好家の筆者がその薬剤師に、アントニオ猪木張りの平手打ちで気合を入れてあげようではないか。
　しかし、誰の責任かを明らかにしただけでは、この問題を解決する答えはとうてい導き出せない。したがって、ここから先の答えを導き出すことが非常に難しい。薬剤師という職業が、十年前に誕生したのであれば、ひょっとして答

えを導き出すことは簡単かもしれない。**しかし、薬剤師が日本に誕生して百数十年（世界を見渡せば、神聖ローマ帝国で1240年に薬剤師が誕生しているので770年以上）経過しているのに、この問題があることが、本当に重大であることに、薬剤師も薬学教員も気づいて欲しいのである。**これでおわかりのように、ちょっと悩んだくらいで解決できる問題ではないことが明らかである（そこらにある普通のドリルでは、とてもこの問題の壁に穴を開けることはできないのである）。これを解決する糸口はどこにあるかというと、「生き甲斐」や「やり甲斐」をひたすらに求め、そこから込み上げてくる「感動」を手にしたいと苦悩し続けた薬剤師であれば、気がついているはずである。そう、薬物治療において、患者の苦しみを抜いて楽を与えること（抜苦与楽）の出来なかった己の不甲斐なさに打ちのめされた経験を有する薬剤師であれば気がついているはずである。つまり、**薬剤師が難治性患者に対し薬物治療において抜苦与楽できなかった原因こそが、この問題の本質なのである。**ここまでくれば、その問題の解決すべき本質は見えたと思う。しかし、本当の苦悩というものは本質が見えたところから始まるものである。

　本書は、この問題（薬剤師の仕事は、皆に感動を与えないということ）の本質（薬剤師が難治性患者に対し薬物治療において抜苦与楽できなかった原因）を解決するための答えを、薬剤師と大学教員を経験する筆者が真剣に悩み苦しんだ末に書き綴ったものである。

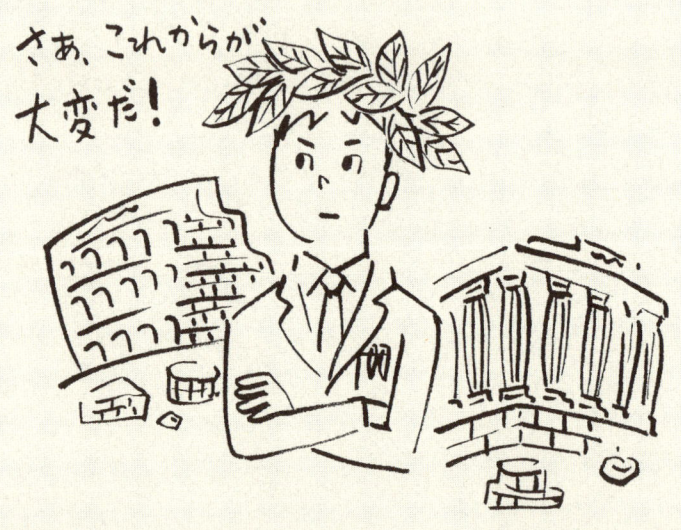

イントロダクション

薬剤師とは

薬剤師のことを詳しく知らない高校生や一般の方々に向けて、まず最初に薬剤師の仕事について簡単に紹介しておきたいと思う。

（1）薬剤師になるために

　薬剤師になるためには、薬学部を卒業し、薬剤師の国家試験に合格する必要がある。薬剤師を養成するための薬学部教育は、2006年4月より4年制から6年制に変わり、2012年4月に、6年制薬剤師の一期生が社会に出た[*1]。

　薬剤師養成課程を6年制にした一番の目的は、「臨床に強く医療に貢献できる薬剤師」を養成することである。4年制時代のカリキュラムは「物質としての薬」を化学的に作ることや、その効果等について科学的な目で評価できることに主眼がおかれ（薬学の基礎研究重視）、「薬剤師」としての職能を高めるために役立つカリキュラムかどうかについては軽視されていたように思う（薬学を臨床でどう活かすかについては、軽視）。（第3章参照）。

　これからの薬剤師には、他の医療スタッフと一緒に力を合わせながら「薬物治療の専門家[*2]」として患者さんの医療に貢献できる存在になることを、薬学関係者は期待している。

---

*1　第97回薬剤師国家試験（2012年）における6年制卒の受験者数8584名、合格者数8182名。全体の受験者数は9785名、合格者数は8641名。薬剤師の人数は、27万6517人（2010年12月31日現在の届出数。p.30参照）

*2　筆者は、今後は専門家ではなく、責任者となるべきだと考えている（詳しくはp.61参照）

(2) 薬剤師の仕事と役割

日本薬剤師会のホームページでは、薬剤師について表1のように紹介している。また、薬剤師の基本理念として、薬剤師綱領（日本薬剤師会、1973年制定、表2）では、医薬品の製造・調剤・供給に関する責任、薬事衛生への責任、および人の生命にかかわることへの責任と人類への貢献をうたっている。

さらに、薬剤師が1992年に初めて「医療の担い手」として医療の基本法である「医療法」に明記されたこと（医療制度改革）により、日本薬剤師会は薬剤師倫理規定（倫理とは綱領に示されたような理念的なものではなく、具体的な行動規範をいう）を制定している（表3）。前文と10条から成っており、これらは薬剤師が遵守すべき当然の条項である。

薬剤師の役割は、時代とともに変化してきている。たとえば、薬剤師の代表

表1　薬剤師とは

病気の治療や予防、健康の維持などのために、薬は私たちの生活に欠かせないものになっています。病気やけがで、病院や診療所（医院）にかかって薬をもらったり、体調がすぐれないときに町の薬局・薬店で大衆薬を購入したことがきっとあると思います。

こうした薬が製薬企業で作られ、医療機関や薬局等を経由して消費者の手に届くまでのすべての過程で、薬学を基礎とした専門的な立場から関与しているのが薬剤師です。

薬剤師の任務は、薬剤師法という法律で「薬剤師は、調剤、医薬品の供給その他薬事衛生をつかさどることによって、公衆衛生の向上及び増進に寄与し、もって国民の健康な生活を確保するものとする」と規定されています。

（日本薬剤師会ホームページより）

表2　薬剤師綱領（1973年10月　日本薬剤師会制定）

一．薬剤師は国から付託された資格に基づき、医薬品の製造・調剤・供給において、その固有の任務を遂行することにより、医療水準の向上に資することを本領とする。

一．薬剤師は広く薬事衛生をつかさどる専門職としてその職能を発揮し、国民の健康増進に寄与する社会的責務を担う。

一．薬剤師はその業務が人の生命健康にかかわることに深く思いを致し、絶えず薬学・医学の成果を吸収して、人類の福祉に貢献するよう努める。

表3　薬剤師倫理規定（日本薬剤師会　1997年改訂）

前　文　薬剤師は、国民の信託により、憲法及び法令に基づき、医療の担い手の一員として、人権の中で最も基本的な生命・健康の保持増進に寄与する責務を担っている。この責務の根底には生命への畏敬に発する倫理が存在するが、さらに、調剤をはじめ、医薬品の創製から供給、適正な使用に至るまで、確固たる薬の倫理が求められる。

薬剤師が人々の信頼に応え、医療の向上及び公共の福祉の増進に貢献し、薬剤師職能を全うするため、ここに薬剤師倫理規定を制定する。

〔任　務〕
第1条　薬剤師は、個人の尊厳の保持と生命の尊重を旨とし、調剤をはじめ、医薬品の供給、その他薬事衛生をつかさどることによって公衆衛生の向上及び増進に寄与し、もって人々の健康な生活の確保に努める。

〔良心と自律〕
第2条　薬剤師は、常に自らを律し、良心と愛情をもって職能の発揮に努める。

〔法令等の遵守〕
第3条　薬剤師は、薬剤師法、薬事法、医療法、健康保険法、その他関連法規に精通し、これら法令等を遵守する。

〔生涯研鑽〕
第4条　薬剤師は、生涯にわたり高い知識と技能の水準を維持するよう積極的に研鑽するとともに、先人の業績を顕彰し、後進の育成に努める。

〔最善尽力義務〕
第5条　薬剤師は、医療の担い手として、常に同僚及び他の医療関係者と協力し、医療及び保健、福祉の向上に努め、患者の利益のため職能の最善を尽くす。

〔医薬品の安全性等の確保〕
第6条　薬剤師は、常に医薬品の品質、有効性及び安全性の確保に努める。また、医薬品が適正に使用されるよう、調剤及び医薬品の供給に当たり患者等に十分な説明を行う。

〔地域医療への貢献〕
第7条　薬剤師は、地域医療向上のための施策について、常に率先してその推進に努める。

〔職能間の協調〕
第8条　薬剤師は、広範にわたる薬剤師職能間の相互協調に努めるとともに、他の関係職能をもつ人々と協力して社会に貢献する。

〔秘密の保持〕
第9条　薬剤師は、職務上知り得た患者等の秘密を、正当な理由なく漏らさない。

〔品質・信用等の維持〕
第10条　薬剤師は、その職務遂行にあたって、品位と信用を損なう行為、信義にもとる行為及び医薬品の誤用を招き濫用を助長する行為をしない。

的業務に、処方箋に従った調剤業務がある。調剤とは、狭い意味では、処方に間違いがなければ処方箋に書いてある通りに、薬を量り、混合したり、数をそろえて、患者さんに渡すことを指す。40年ほど前までは、調剤といえば、処方箋通りに薬を準備し、飲み方を患者さんに指示すれば十分であったように思う。しかし近年では、処方箋の内容を薬の専門家として評価し、患者さんの服薬実態を確認し、副作用や飲み方の注意点を伝え、また必要に応じて医師と連携をとりながら効果的な薬物治療が行われるようにすることまで含んだ内容が調剤業務になってきている。

薬剤師には主に、保険薬局で働く薬局薬剤師と病院で働く病院薬剤師がいる。

薬局薬剤師は、薬局内での調剤業務に加え、患者の家を訪問し服薬指導や薬剤の管理指導などを行う在宅医療業務（医師や看護師との情報の共有が重要）も行うようになった。さらに、学校における保健管理・校内衛生の維持および改善のほか、薬物乱用防止などにも取り組んでいる。

また、病院薬剤師は、薬剤部内での調剤業務に加えて、医師や看護師などの医療スタッフと組んで、栄養サポートチーム、感染制御チーム、緩和ケアチームおよび褥瘡（床ずれ）ケアチームなどを結成しチーム医療をベッドサイドで薬学的観点から展開している（血液中の薬物濃度を測定して、薬の効果や副作用のモニタリングなども行っている）。さらに、「がん専門薬剤師」、「感染制御専門薬剤師」、「精神科専門薬剤師」、「妊婦・授乳婦専門薬剤師」など専門性を高めた薬剤師*も出てきている。

薬剤師は、災害時の薬に関するさまざまな対応なども行っており、活動の場は広がってきている。

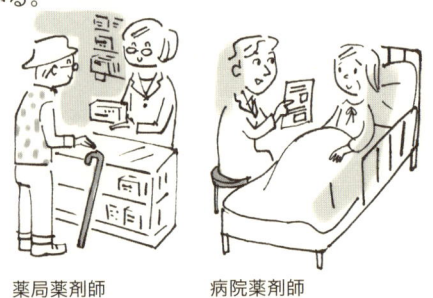

薬局薬剤師　　病院薬剤師

* 一般社団法人日本病院薬剤師会の認定

1章

［薬剤師の職能を考える］

薬剤師とは、
薬効を最大限に引き出すタイミングを
見極める職業である。
薬剤師よ、自分たちの
真の技術（職能）を見誤るな！

1.1 ● 薬剤師が身につけるべき一番の技術とは何か？

　私は以前18年間勤務していた某国立大学附属病院薬剤部で、6年ほど薬学生実務実習の教育担当責任者を務めた。主に4年次の薬学生と大学院生が、薬剤部で実習をした（当時は薬学部は4年制カリキュラムで、4年次が学部最終年次であった）。

　実習をはじめるにあたり、筆者が薬学生に必ず質問していた重要なことが1つだけある。それは、「熟練した内科医と薬剤師の、薬に対する考え方の大きな違いは何ですか？」というものであった。学生は皆、口を閉じてしまい、沈黙が続くのである。その状況は私には容易に予測できた。なぜならば、薬剤師である筆者自身、この問題にもがき苦しみながら十年以上も解答を出せなかった経験を持つからである。では、その答えを極めて簡単に述べることにする。

　熟練した内科医は、現在使用している薬（A薬）が患者にどうしても効きにくい場合、**これまでの経験からB薬に変更**する。一方、薬剤師は、B薬への変更はこの患者に対し未知の薬を投与するのと同じ危険性を持つことを認識し、

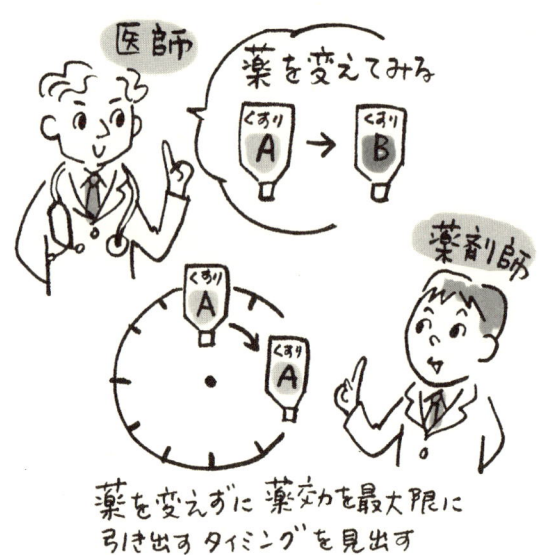

医師と薬剤師の薬に対する考え方。医師は薬の種類を変更。薬剤師は薬の効果を最大限に引き出すことを試みる。

薬学に基づく技（薬術）を使ってＡ薬の効果を最大限に引き出すことを試みる、というものである。

　熟練した薬剤師は、「薬を変える」のではなく、「薬の効果を最大限に引き出す」技を持つべきなのである。

　私は病棟で長年整形外科の薬剤管理指導業務＊を担当していた。そして、ときに、これまで何年も歩けなかった患者さんが手術を受けたあと、笑みをいっぱいにして歩いているのを目の当たりにすることがあった。そのとき、筆者は整形外科医の手術はまさに神業だと思ったのである。

　それでは、薬剤師による神業とは何だろうか、と考えたとき前述の答え（熟練した薬剤師は、「薬を変える」のではなく、「薬の効果を最大限に引き出す」技を持つ。それは、薬物治療において、患者の苦しみを抜いて楽を与えることにつながる）に到達したのである。

　つまり、薬剤師にとっての神業とは、薬効を最大限に引き出すタイミングを見極め、効きにくい薬をたとえ減量したとしても高めることができる技のことである。 筆者は、この技術を抜きにして薬剤師の生き残りはありえないと確信している。

　柔道で「柔よく剛を制す」つまり"相手の力を利用して相手を制する"という言葉がある。もっと具体的に説明すると、大きい者が小さい者を力づくで倒そうと攻めてきたその瞬間、つまりその絶妙なタイミングで小さい者が技をかけ大きい相手を投げ飛ばすということである。この絶妙なタイミングを見極め利用することが優れた技となるのである。ここに"感動"が生まれるのである。薬剤師も絶妙な投与タイミングを見極め薬の効果を最大限に引き出す新技術（薬術）を手にすれば、あらゆる薬において効果的な薬物治療が可能となり、社会に感動を与えることができる。もちろん、薬剤師自身、感動を手にすることとなる。この「薬術」に関しては２章で詳しく述べる。

＊　**薬剤管理指導業務**：すでに病棟で投薬されている患者に対する薬剤業務であり、薬歴の確認を通し、処方内容の確認（薬剤の投与量、投与方法、相互作用、重複投与、配合変化、配合禁忌等の確認）を行い、投薬の妥当性を再確認する。さらに、ハイリスク薬および麻薬等が投与される患者に対し薬学的管理を行い、患者からの相談に対応する。退院後も適切な薬物療法が継続できるように指導を行う。

1.2 ● 薬剤師の技術が向上しなかった理由

　しかしながら、いまだに薬剤師を現実から逃避させる言葉が、薬剤師職能を十分理解できていない薬学部の先生方により語られることがある。それは「薬剤師は科学をもって医療に貢献する素晴らしい職業である」という内容のものである。
　このような言葉を聞くと、一見、薬剤師はプライドを持って仕事にあたることができそうだが、しかし、実際のところ、医師や看護師の活躍する実際の医療現場において、薬剤師は技術力の面では「浦島太郎状態」といえる。医師の技術が進歩を続けてきた一方で、薬剤師が医療で貢献できるための技術はほとんど進歩していない状態なのである。確かに薬学という科学は進歩を遂げてきた。しかし、科学（＝研究の成果）は、製薬や新薬の開発に注がれてきたのであり、薬剤師のための技術開発にはほとんど活かされていない。"科学という形"のままでは、薬剤師がどんなにもがいても医療（薬物治療）の現場で貢献するような働きはできないのである。
　とにかく、**長年、科学を薬剤師技術の開発に投入してこなかった歴史が薬学にはある。これが、薬剤師にとって大きな悲劇となっているのである**。それを

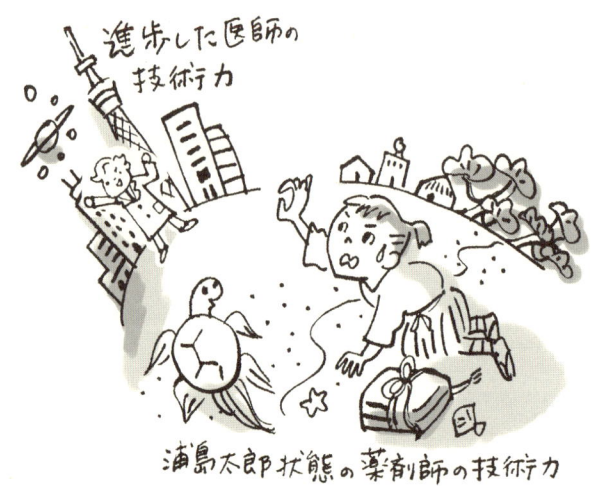

医師と薬剤師の技術力の格差

打開するために、私の掲げる薬剤師像、すなわち「薬剤師とは、薬効を最大限に引き出すタイミングを見極める職業」の実現のために、薬剤師も薬学教員も薬学生も、私と一緒に「がんばろう」ではないか。

　それは、薬剤師にとって極めて困難で苦しいことかもしれないが、我々は勇気を持ってその技術の獲得のために挑戦していかねばならないのである。

1.3 ● 薬剤師は患者のそばにいなくていいのか？

　1999年頃であったと思う。私は、前任地の某国立大学附属病院薬剤部で、薬剤管理指導業務（薬剤師が患者のベッドサイドで薬の効き目、副作用、服用方法などを説明し、患者に薬の適正使用を遵守させる業務。p.9脚注参照）の全診療科拡大の責任者となっていた。私は指導実績のなかった診療科に、薬剤管理指導の意義を説明して回った。そのとき、診療科の回診やカンファレンス等にも参加し、患者さんの入院中のさまざまな状況の把握も行った。

　内科の新患カンファレンスは、スライドを用いた患者背景、使用薬剤や検査値等の詳細な説明があり、患者さんがどのような病態で、主訴は何かがよく把握でき、薬剤師としてなじみやすく、臨床的知識を得る絶好の場であった。

　一方、外科のカンファレンスは、手術法の説明が多いため、内科のような興味はわかなかったように思う。ただ、このとき、この外科領域でも薬剤師が薬学的観点から何かを行える状況になければ、まずいことになる（臨床において薬剤師の存在意義がなくなる）という強い危機感があった。

　そして薬剤管理指導業務を開始した当初（2000年頃）、私は次のことに遭遇した。それは何かというと、整形外科の医師より、「先ほど、薬剤管理指導業務を依頼した患者さんですが、病状が悪化し、しゃべることもできませんので、依頼を取り消させてください」との電話連絡であった。

　病棟ではたくさんの医師や看護師が集まり、その患者の治療のために全力を尽くしている様子が、すぐに私の脳裏に浮かんだ。しかし、**"なぜ、医療者側の関係者、いや当事者でもある薬剤師が、その場を薬で乗り切らねばならぬ重篤な患者のそばにいる必要がないのか？"**

当然、その医師は、薬剤師の薬剤管理指導業務イコール服薬指導であると思っていたため、意識すら薄れている患者さんのところで服薬指導をすることは不可能だと判断したに違いなかった。

　そのとき、私は、薬剤師職能に対する大きな危機を実感した。チーム医療とは、それぞれの医療の担い手が得意とする技術を活かし、連携をとりながら一人の患者を回復の方向に導くことである。**つまり、病状が急変し、重篤な状態に陥ったとしても、薬剤師はその場にいて十分役立つだけの技術（＝薬術）をもっておくことが重要なのである。**

　薬剤師や薬学者は、これまでに持ち得なかった技術（＝薬術）を開発・確立し、これまでのふがいない状況を打破するときを迎えている。私にとっては、この薬術がまさに"**薬学的診断法とそれに基づく攻めの姿勢の薬物投与法**"なのである。そういうわけで、私は薬学的診断法の1つである薬学的分布診断法の開発・確立に全力を傾けたのである（p.50参照）。

1.4 ● 中身のない自分に気づく

　私が薬剤部で、最初に大きな疑問にぶつかったのは入局3年目の頃（1987年頃）であった。その疑問とは、"私の新人薬剤師に対する指導内容は、何でこんなに少ないのだろうか？"ということだった。当時そのことについて深く考えたとき、中身がない自分に気がついたのだった。

　ここではとにかく、私の中身がないことに関して述べることにしよう。私は学士（4年制）卒で、研究とは何かを本質的にはまったくわかっていなかった（私の入局当時、薬剤部の男性は修士卒がほとんどであった）。ただ、各室を研修して直感したことは、私が試験研究室（薬剤部内に種々の分析装置を多数保有し、基礎および臨床研究を高いレベルで行うところ）に配属されても何もできないだろうということであった。やはり、その直感はあたり、3年くらいは試験室に足を踏み入れることはなかった。当時の同僚や後輩の中には、試験室は調剤室（主に内服薬と外用薬の調剤業務）のように調剤するためにあちこち走り回らなくてもよいので楽な場所だと勘違いしている者も多くいた。今考えて

みれば、私の勤務した大学病院薬剤部では、ほとんどの薬剤部員が3年から5年で辞めるので、研究とは何かほとんど理解できずに退職するのは至極当然のことだったかもしれない。

　3年を経過したころ、「髙村君、これからの大学病院の薬剤師は薬剤業務だけでなく研究や英語もすべてできなければならない時代に突入する。君もやってみないか」と、当時、男気があり面倒見の良い上司から強く誘われた。これが研究や英会話を始めるきっかけであった（この上司のおかげで人生の転機が訪れることになる）。さらに私は、学士卒で特にこれといった研究をしたことがなかったので、純粋に研究とは何かを知りたいという気持ちもあった。

　私は、ある国立大学薬学部の高名な教授（薬学部長を異例の3期務められ、研究においても非常に権威のある日本薬学会賞をはじめ、数々の有名な賞を受賞されている先生）のもとで指導を受けて研究することになった（その教授のもとで研究できたことは、私の誇りとなっている）。最終的な研究テーマは「利尿薬の蛋白結合の定量的評価と置換現象を利用した投与設計」であった。薬学部の研究室では、蛋白の構造を評価する円二色（CD）という分析機械を主に使って、徹夜で実験することもしばしばであった。眠くなると、10分後にタイマーが鳴るようにして床に寝袋を敷き、それをソファー代わりにして横になるというものであった。勤務していた病院の薬剤部では、長椅子で仮眠をとった。そのような業務の傍らで研究生活を続ける中、時折、私を研究に導いてくれた上司から、「教授（＝研究指導教授）が、髙村君は実験を一生懸命に頑張るなあと言われていたよ」と伝えられ、職場で張り切ることも多かった。

　研究が6年を経過した頃、その研究指導教授から「話があるから教授室に来るように」と言われた。私は褒められるのかなあと、甘い期待が脳裏をよぎった。ところが、期待したこととは大きく異なっていたのである。教授から発せられた言葉は「君の研究に対して、私は何の期待もしていない。君のやっていることは、私の研究室で大学院生が行っている後追い研究にすぎず、何の発想も創造性も感じないんだよ。君は病院の人間なのだから、医療に携わっていることを活かした研究を考えなさい。髙村君、研究とは寝る間を惜しんで実験を一生懸命やったからといって評価されるわけではないんだよ。研究者は研究の中身だけが評価されるということを覚えておきなさい。確かに、君が頑張って

いることは、君の上司から聞いて知っているよ。しかし、君を知らない研究者からみれば、そんなことは何の研究の基準にもならないんだよ。ただ、価値ある研究を完成させたかどうかだけなんだよ」という内容のものであった。

　私の中にこれまでに味わったことのない衝撃が走ったのである。そう、私は実験をこなすだけの人間だったことを思い知らされた。要するに、私は何を考えるでもなく、あまり油を注さなくても、よく薬剤業務や実験をやる無能薬剤師であったことに気づかされたのであった。その後、はじめて、臨床研究に向けて処方箋をめくることになったのである。このとき、教授は一応次のようなフォローをしてくれた。「君はいいよ、本当のことが言いやすいから。学生のなかには気難しいのがいて、本当のことを言いにくいのがいるんだよ。それは本人にとって損なんだよね」。ありがたいとは思ったけれど、少し微妙であった。

1.5 ● 薬剤師として勝負できていない自分に気づく

　私は「学位があれば、薬剤師であっても大学病院で「研究者」として認めてもらえ、有意義な人生が送れるのではないか」と思っていた。

　しかし、大学病院に勤務する医師は、研究者である前に医療人である。私が医療抜きの研究者として医師と付き合う場合には、目的が患者治療ではなく研究成果（論文・発表等）であるため、医師と研究という土俵で付き合うことができる。しかしながら、肝心要の医療人であるはずの薬剤師として医師と付き合う場合は、目の前の難治性患者の薬物治療で効果を上げていないため、お呼びでないことになる。結局、薬剤師としては医療の場で勝負できていない自分に気づかされたのである。

　ちょうどその頃、薬学部の研究指導教授から「君は病院の人間なんだから、臨床に活かせる研究をしなさい」と言われたことも、背中を押されるきっかけとなり、**薬剤師の技術に薬学の研究成果を組み入れるための方向性とはいかなる研究の方向性なのかを追求する日々が始まった**。それは暗中模索の苦しい日々でもあった。

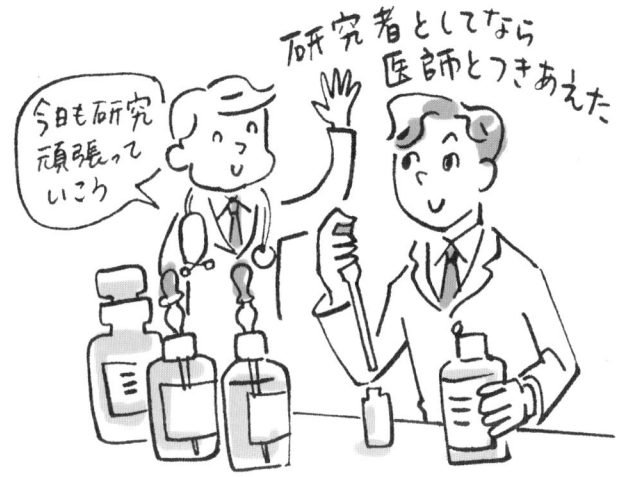

研究者としてなら医師とつきあえても、医療人としては付き合えなかった頃。

1.6 ● 薬剤師の職能とは何かを最初に教えてくれた薬局のお爺ちゃん薬剤師

　私の薬剤師人生において大きな衝撃が走ったことがある。それはどのような場面かというと、出身大学の宮崎県支部の同窓会での出来事であった（現在は筆者が会長を務める）。このときの会長（開局薬剤師）が、「薬剤師は、もの（OTC医薬品*を含む薬局で売れるすべてのもの）を売るのか効き目を売るのか非常に悩むところであるが、効き目を売っていかねばならない」と語ったのである。当時、彼の年齢は70歳に近かったように思う。宮崎では"遠くから評判の○○薬局"という愛称で親しまれている薬局であった。昔から皮膚科領域の自家製剤を製造していた（現在は皮膚薬と漢方薬専門）。これがよく効くと評判であったようだ。ここで衝撃が走った話に戻そう。彼の話のどの部分に衝撃を受けたかというと、**"効き目を売る"** というところであった。それはなぜかと

---

* **OTC医薬品**：OTC（Over The Counter）薬は、処方箋なしで購入できる医薬品で、一般用医療品とも言われる。

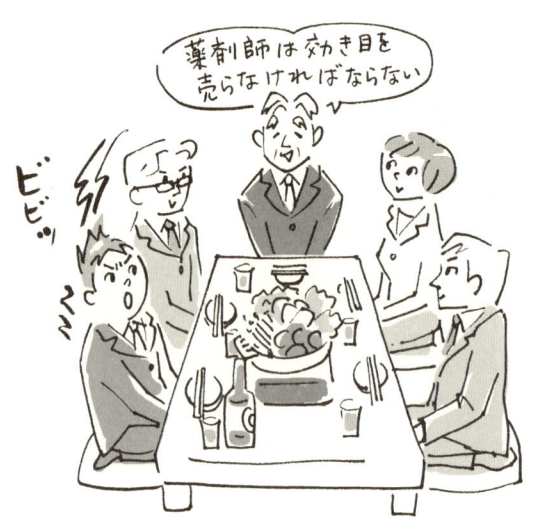

"効き目を売る"という言葉にビビッと来た筆者。

いうと、病院薬剤師の駆け出しであった私は、薬剤師の仕事とは、"処方箋に対し調剤を正確に素早く行うこと"であると思っていたからである。薬剤師のどこに"効き目を売る"などという考えが生じるのか理解できなかったのである。でも、目の前で人生経験豊かな大先輩がそのことを真剣に切々と語るのである。これは何十年も"効き目を売る"ということにこだわってきたのだと思うと、この言葉がぐさっと胸に刺さったのである。以前に、松田聖子が2番目か3番目の旦那に初めて出会ったとき"ビビッと来た"とトーク番組で話していたのを思い出すが、あれよりはるかに私のほうが"ビビッと来た"のではなかろうか。薬剤師で"効き目を売る"などということを語ってくれた人は、私にとって初めてだったからであろう。このとき、薬剤師も"効き目をもたらす職業"なのだと認識するきっかけになったことは間違いない。というわけで、私は薬局のお爺ちゃん薬剤師から薬剤師の職能とは何かを最初に教えられたのである。

　このことは、後の私の研究、つまり薬剤師の必殺技（＝薬術）を創出するということに、間違いなくつながっていたように思う。

1.7 ● 父の闘病時期を振り返って

　私は薬学博士の学位を取得するまで10年以上を費やした。そのうちの6年間は、難治性患者に対し、病態の改善につながることを何かしなければならないという医療人たる心がなかった。早い話が特に禁忌や相互作用の問題ない薬が処方されていれば、きちんと服薬してくださいと言うだけで、自分の力で目前の患者のQOL（Quality of life）を向上させなければという使命感はまったく持たずに業務を遂行していただけなのである（確かに"良くなるといいのに"という見舞い人のような気持ちは持ち合わせていた）。

　私は大腸がんで亡くなった父（1990年10月逝去、享年64歳）に対しても、これと同じ接し方をしてしまったのだった。父はがんの痛みに対し「痛み止めが効かない。もっと効くものはないのか？」と薬剤師である私に真剣に一筋の希望を求めていた。そのとき、私が思ったことは「父ちゃん、医者にできないことを俺に求めないでくれよ。俺も苦しいんだ」ということであった。まさに難治性患者の父を目前にして、痛みを和らげるための薬学的技術を見出す努力もせず、何をしてあげるわけでもなく、徐々に悪くなっていく父を、ただ息子として見守っただけである。

　ここで、私が深い反省を込めて強調したいことは、**父に対しても、技術なしの無能な薬剤師を見事に演じなければならなかった**ということである。私の父は誠実で優しく頼りがいのある立派な人物であった。当時、父を知る人達は、皆そう言ってくれていた（現在でも忘れずに父のことを褒めてくれる方々が多い）。父は自分の家族と同じ愛情をもって友人や知人に接する人であった。私にないものを父は持ち合わせているので、若い頃、私は父に対し激しく反抗したこともあった。父はがんにおかされてからも、凄まじい前向きの生き方をしていた。私への最後の言葉は「お前の悪業（人が生まれながらに持っている悪い運命）は私がすべて持っていくから、これからの人生何一つ心配することはない。安心して頑張りなさい」ということであった。私は胸が張り裂けそうなくらい一杯になったのを、今でも鮮明に記憶している。

　難治性患者を前にしたとき、まともな薬剤師であれば、何もできない自分のふがいなさに苦悩するはずなのである。そろそろ薬学的診断法を見つけ出し、

それをベースにまともな薬学的医療を真正面から展開すべきではないのか。これをやらなければ、何一つやったことにはならないのである。

1.8 ● 薬術を持つことで患者さんの笑顔と出会える

　難治性患者さんの薬剤管理指導を行う際に、いつも痛感させられたことは、薬学的数値を簡便に手に入れる方法を、薬剤師はまったく持ち合わせていないということであった。したがって、薬剤師は難治性患者さんという強敵に対し"丸腰（＝時代劇でいう刀を持たない侍）"で薬剤管理指導を施行しなければならないのである。

　目前の患者の薬物動態学的数値を持たずに行う薬物治療の中に、薬剤師側の**「攻めの薬物投与法」**は生まれてくるわけもなく、難治性患者さんの病態は徐々に悪化していくのである。その場に遭遇する薬剤師は、病態の悪化を薬物治療においてどうすることもできないため、治療薬マニュアルに記載してある通りの対応を行うだけになる。そのことに、いったい、どれくらいの価値があるのだろうか？

　ここで、薬剤師の技術のなさを痛感させてくれた患者さんについて述べる。
　私の薬剤管理指導業務に対する考え方を根底から覆す方向に導いてくれた患者さんは、私と同世代であり、明るく親しみやすい婦人であった。病名は難治性の若年性関節リウマチ（JRA）で左股関節置換術を施行されていたが、結果的にはその股関節部位にアレルギー反応等が生じ、化膿し、その部位の傷口がひとりでに裂けるという症状を繰り返しており、非常に激しい痛みを訴えられていた。その患者さんは入退院を繰り返され、私は延べ1年以上にわたり、彼女のベッドサイドで薬剤管理指導を施行することになったのである。
　最初の4か月間、私は薬の服用法・相互作用を含めた詳しい説明および彼女の服薬コンプライアンス（服薬の遵守）の把握に努め、現時点でできる最善の薬物投与設計は企図できないものか、悩み続けていた。しかし、これという手を打つこともできず、彼女は疼痛コントロール不良のまま一時退院となった。

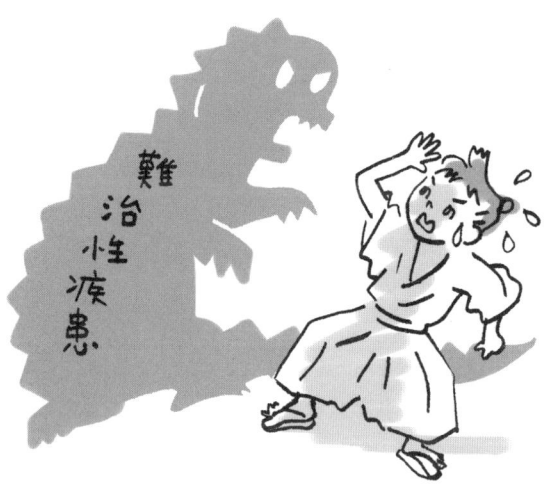

難治性患者さん（難治性疾患）を前に、丸腰の薬剤師。

　その退院までの期間、私は彼女の喜びそうなことも熱心に語り、彼女もよく笑ってくれていた。コミュニケーションはよくとっていたと思う。

　その後、再度入院となったため、今度こそただ薬のことを理解させ、服薬コンプライアンスを向上させるというような「受け身的な」薬剤管理指導ではなく、薬学的分布診断法に基づいた鎮痛薬の「攻めの」投与法（p.50参照）により、鎮痛薬を減量し現状の痛みを緩和させるということを試みた。その結果、鎮痛坐剤を「1日3または4回投与」から「1日1あるいは2回投与」で疼痛緩和できたため、非常に喜んでもらえたという経験をした（彼女は看護師が忙しいのを目の当たりにしたとき、痛みがあっても鎮痛坐剤の投与を遠慮してしまう性格であった。当然、関節の可動も悪く、手指は変形しているため、自分で坐剤を投与することはできない）。

　このとき初めて、私の前半4か月間の薬剤管理指導に対する彼女の率直な評価を聞く機会が訪れた。彼女は、そのときの私に対する胸中をこう語ってくれた。その内容は、

　「私が良くならないにしても、お医者さんや看護師さんは毎日傷口の消毒や包帯の交換等、何かしてくれる。でも、薬剤師さん（あなた）は、薬の服用法や薬の飲み合わせ等の説明をしてくれるだけで（実際の言葉は「薬のことをしゃ

べくって帰るだけで」)、私に何もしてくれないじゃないですか。何のために薬剤師さんが来てくれているのか、正直言ってわかりませんでした」
というものだった。私が予想していた通りの答えであった。

　覚悟はしていたものの、最初の4か月間行ってきた私の従来型の薬剤管理指導は患者さんにとって無意味なものであったことが確定的となり、大きなショックであった。投与されている薬について患者さんに重要な点を理解させ服薬コンプライアンスを上げることは、薬剤師側にとって重要なウェイトを占めると思われる。しかしながら、患者さんの側からは、とにかく現状より良い状態にしてほしいということがすべてなのである。**薬剤師が丁寧な薬剤管理指導を施したとしても、病状の改善しない患者さんにとって何のありがたみもないということを、肝に銘じておくべきである。**

　私が大学病院を退職する数日前、担当の医師と一緒に診察室で彼女に会った。そのとき、彼女はその医師がいる前で私に、「先生がいなくなると、私はとても不安です」と言ってくれた。このような場面で彼女がそう言ってくれたことに驚くとともに、目頭が熱くなったのを思い出す。

1.9 ● 薬剤師の持つべき"真の技術(＝薬術)"は、医者の技術や考えの中から見えてくる

　27歳の頃(1988年頃)、私は薬剤部薬品管理室に配属されており、麻薬管理の担当であった。ある日、手術中に麻薬の破損が起きたという電話を受け、薬剤部の麻薬担当としての職務を遂行すべく大急ぎで手術現場にかけつけたことがあった(術場に入るには、専用の薄青色の服に着替え、靴下を脱ぎスリッパに履き替えるというわずらわしい準備が必要となる)。

　その場で、術中の麻酔管理を行っている麻酔科医に対し私は、「あちらで麻薬注射薬の破損の経緯を詳しく教えてください」と言ったこと思い出す。麻酔科医はすかさず「ここから離れることができません」と答えた。それでも、私はしつこく、小柄で人の良さそうな女医さんだったので「なぜ麻薬注射アンプルがばらばらになり砕けているのか教えてもらわないと困るんです」と強気で

言ってしまったのである。そのとき、術中のスタッフおよび見学の医師全員（12人くらい）が私のほうを向いたのである。そして、

「あんた、何言ってんですか。この状況で先生（麻酔科医）がここを離れられるわけがないだろ」と執刀医の怒鳴り声。私は、なぜ怒鳴られたのかわからず、少しの間ポカーンとしていた。その後、初めて麻酔科医の今やっている状況が把握できた経験がある。麻酔科医は、麻酔の深度やバイタル等を表示するモニターを見つめながら術中の麻酔管理の真最中であり、一瞬も気の抜けない状態だったのである（その当時、私は患者のバイタルなど何のことやらわからない無知の薬剤師であった。もしかすると、このとき麻酔科医のやっていることが理解できたのでバイタル把握の重要性を潜在的に感じ取っていたのかもしれない。だからこそ、薬剤師によるバイタルサインチェックを含むフィジカルアセスメントの必要性をいち早く全国に発信できたのかもしれない）。その麻酔科医は、そのような仕事をしているときに極度の緊張のため、モルヒネのアンプルを未使用のまま無意識のうちに力が入り手の中で握りつぶしていたのである。私は、恥ずかしいことに、麻酔科医はなぜその場から離れられない状況なのか理解できなかったのである（たかが麻薬の事故処理程度に使命を持ちすぎて、患者の生死をまったくわかっていない、自分の馬鹿さ加減が身にしみた瞬間であった。トホホ薬剤師どころか、トンチンカン薬剤師だったのである）。

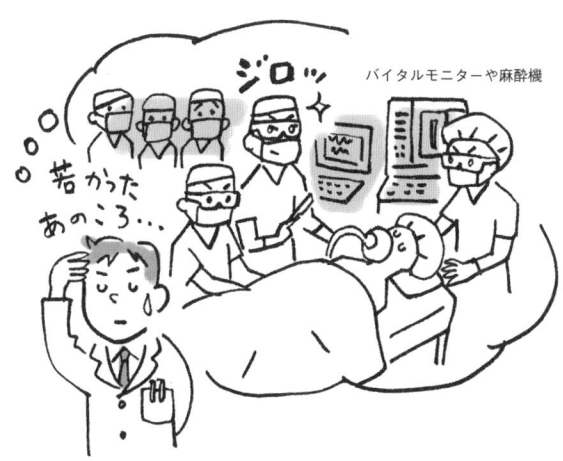

手術室で 12 人の医師やスタッフから非難の目でみられたことがあった。

このことは、とても恥ずかしいことだと思い、私の心の奥のほうに今までしまっておいた（しまい込みすぎて忘れていた）。他の医療従事者、特に医師の仕事の内容をまったく把握しないで、薬剤師の新技術を模索してもだめかもしれないと、いつしか思うようになっていた。

　それから後、10年程度経過して、私は薬剤管理指導業務の現場を初めて経験することになるのだが、そこで、日が浅く、実績の積み重ねのない薬剤管理指導業務を見よう見まねで行うことの中に、真の薬剤師の技術を見出すことは不可能だということが脳裏をよぎったのである。とにかく、私が薬剤管理指導業務と称して目の色を変えて吸収してまわったことは、まさに、**医師の真の技術とは何かということと、医師が何をどのように考え、目の前の出来事にどう対処しようとしているのか。さらに、医師は薬剤師のことをどう思っているのか**、ということだった。

　これは上記に関連した付け加えであるが、私は薬剤部の副薬剤部長時代、リスクマネージャーであった。この仕事の中で、九州管内の大学病院間の相互チェックというものがあり、このメンバーは役職の高い医師（病院長あるいは副病院長）、看護師（副看護部長・安全管理部マネージャー）、事務員（課長補佐）、そして私（薬剤部副薬剤部長）というメンバーで構成されており、ときに前日夕食時に宴会になることもあり大いに盛り上がった。そのとき、そのメンバーから薬剤師に対する本音が飛び出すことがあり、その内容に薬剤師の不甲斐なさを痛切に感じたものであった。

　しかし私はこのような状況になることをいつも望んでいた。あるとき、地方の医療の質を向上させてきた副病院長から「薬剤師は調剤したり血中濃度を測ったりするだけだから、やりがいとか生きがいはあまりないような気がするな」と言われたことがあった（気さくな先生で、もちろん悪気はなく本音を言われただけである）。私はやりがいとか生きがいを見つけて薬剤師をやっていると言いたかったが、彼の目に、薬剤師の仕事はそう映るのだから、とりあえずうなずくしかなかった。

　とにかく医師の治療への取り組みやマインドをよく理解して、薬剤師は何をすべきか考えることが重要なのである。これは医師以外の看護師に対しても同じである。

1.10 ● 医療人として持つべき哲学

　大学病院薬剤部には一般の病院薬局では保有出来ない高価な分析機械がたくさん設置してある。そうであるにもかかわらず、私自身未だに、大学病院薬剤部で開発・確立されたと称される**画期的な薬剤師のための新技術**を使用したことがない。たぶん、**そのような価値ある技術は存在していないか、もし存在していたとしても普及し得ない複雑な形体なのであろう**。薬剤管理指導業務が1988年に開始されて20年以上が経過したにもかかわらず、そのような現状であるということは、非常に残念なことである。なぜこのようなことになってしまったのであろうか？　ここでは、結論だけ述べておく。それは"**薬剤師に患者のQOLを向上させるために薬学の研究成果を徹底して使っていくという哲学が欠落していた**"からである。その哲学なしに真の薬学的医療も存在しない。たぶん、現場において、これだけレベルの高い薬学の研究成果が反映されていない薬剤師の業務に悔しさを感じる先生方も数多くおられると思う。

　それでは、薬剤師がまったく努力してこなかったということなのだろうか。いや、確かに努力はしてきたのである。ただ、薬学の研究成果を自分たちの技術に投入するという極めて困難な作業に対し挑戦してこなかっただけである。このことは、挑戦する前において、到底やり遂げることができないのではと痛感せざるをえないほど大きなものである（**当然、その技術化には薬学部の強力な研究的サポートが必要となる**）。

1.11 ● 薬局薬剤師は医療人である

　2009年のことである。新型インフルエンザワクチンの優先接種対象者から、保険薬局の薬剤師は対象外となった。この件で、日経DI（日経ドラッグインフォメーション）の記者と厚生労働省新型インフルエンザ対策室の職員との見逃せないやり取りがあった。その内容は以下の通りである。

対策室「（ワクチンの数に限りがあるので）直接医療に携わる人を優先としました」

記者「薬局薬剤師も、患者さんに投薬したり、服薬指導したり、医療に携わっていますよね」
対策室「え？　薬局薬剤師の人は、医療をやっているんですか？」
　以上である。
　この対策室の職員の発言は、薬剤師にとってまことに腹立たしい限りである。しかし、社会の人々の目には"薬剤師は医療色が薄い"と映るのも事実であろう。これは、薬剤師側にも問題はあるかもしれないが、黙ってはいられない。
　私の知っている薬局薬剤師は一生懸命に医療に取り組んでいる。皮膚科の近くに開局している薬剤師（男性）は、実際に軟膏の塗り心地や治り具合を研究して、その配合を皮膚科の院長に伝えている。このような試みを行うきっかけは、数十年前に、彼はOTC風邪薬の中には非常に効くと実感していたものがあり、そのOTC薬には風邪の諸症状を抑える多種類の薬物成分が小さい一粒に入っていた（1回服用量は3粒）。ある日、患者さんが風邪の処方せんを持って彼の薬局へやって来た。当然、処方薬は一剤一成分であるため風邪による多症状に対し多種類の薬剤が処方されて、非常に服用しにくい状況であった。これなら、そのOTC風邪薬のほうが処方薬よりはるかに良いと思ったようである。しかし、内服の処方薬をすべて潰してOTC薬のように一粒にして渡すわけにはいかない。それをヒントに思いついたのが軟膏だったわけである。**軟膏なら多種類の成分を練り合わせて簡単に一つにできるからである**。彼は軟膏の塗り心地や治り具合に関し一生懸命に取り組むことになったのである。さらにあるステロイド軟膏がジェネリックに変更になったとき、患者さんから効かないという苦情を聞いて、ジェネリック軟膏の主成分以外の成分を調べ上げ、足りない成分を他の軟膏と混合させることを医師に提案し解決した。
　また、地域の皮膚科医と連携し化粧品のパッチテストサービスを行い、敏感肌質の人へのエステルームを併設している薬局を開設している女性薬剤師がいる。この薬局では、パッチテストによって使用化粧品のアレルギー反応などをチェックし、反応を起こさないための肌の手入れ法や適切な化粧品選択のアドバイスを行っている。ある患者が、かぶれがひどくなり困っていたところパッチテストの結果、市販のシャンプーがアレルギーを引き起こしていることを突き止めた。また、社会問題となったある石鹸も、問題が浮上する前に、パッチ

テストのサンプル評価で、アレルギー反応が多数見られることに気づき、薬局で使用する際の注意を呼びかけたのである。

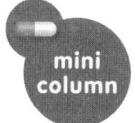

セルフメディケーションの責任の大きさについて

「自分自身の健康に責任を持ち、軽度な身体の不調は自分で手当てをする」ことをセルフメディケーションという（WHO定義）。具体的には、体の具合が少し悪くなったり、軽いけがをしたときに、自分で一般用医薬品を買って手当てすることを指す。日本薬剤師会では、セルフメディケーションにおける薬剤師の役割を「生活者に対し、医薬品などについて情報を提供し、アドバイスする役割を担う（セルフメディケーション支援）」としている。例えば、風邪様の症状を訴える患者が薬局を訪れたとしよう。この中には、風邪様の症状と間違いそうな受診勧奨を必要とする患者が隠れているのである。例えば、インフルエンザや肺炎、COPD（慢性閉塞性肺疾患）、心不全による咳き込み、ACE阻害薬による空咳、妊娠初期に持続する高体温（通常36.7℃以上）などは風邪と間違えやすい。間違えば、OTCの風邪薬などでは治る見込みもない病気にかかっているのを見落とし、まったく見当違いの治療をしてしまうことになる。妊娠の患者に至っては、新たに誕生してくる生命を危険にさらすこととなるのである。安易なセルフメディケーションへの誘導は、大きなリスクを生むこととなる。とはいえ、セルフメディケーションの選択が正しければ、つらい症状を抱えながら病院へ行き長時間待って診察を受けること、つまり、過酷なことを強いられることなく静養できることとなる。とにかく薬局薬剤師の患者への責任は100％となるのである。

以上のことから、**薬局薬剤師は病院に行く前のさまざまな患者さんに大きな責任を持つことになる。そうであるならば、薬局薬剤師はある意味、医師よりも責任が重い立場にあると言っても過言ではないのである。**このような責任の大きさが名薬剤師を誕生させることになるであろう。名薬剤師は病院薬剤師より薬局薬剤師のほうから早く輩出されるような気がする。その根拠は、病院薬剤師はカルテや医療スタッフからのたくさんの情報があるが、薬局薬剤師は情報が少ない分、病院薬剤師より鋭い洞察力を持つことが必要となるからである。

（参考文献：大井一弥（編著）、髙村徳人他（著）、スタートアップ服薬指導、講談社、2012）

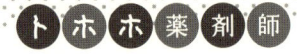

薬剤師は「蚊帳の外」の巻

　●**薬剤管理指導**：病室で薬剤管理指導を患者に行っているときの出来事である。患者の処置で医師や看護師が回ってくると、患者への指導を中断しなければならなかった。これだけならよいのだが、看護師から「病室の外に出てください」などと追い打ちの一言を浴びせられた。患者の前で医療人として身も蓋もない状況のこともあった（ただし、薬術を見出し使うようになってからは、処置のときも、医師から「患部の状態を知ってもらったほうがよい」と言われ、その場所にいて良いことになったのである）。

　●**緊急手術**：真夜中の緊急手術が始まると、湯水のように注射薬の処方が、これでもかこれでもかとエアーシューターで送られてくる。オーダリングシステムとなってからは、プリンターから注射薬処方箋が多量に湧き出てくる。このようなときに限ってプリンターのトラブルが発生し、注射薬処方箋が何十枚も詰まって修復と調剤に多大な時間を要し、寝ることもできないときがあった。このことを、朝、先輩や同僚に話すと、「日頃の行いが悪いからそんな目にあうんだ」などと言われて、変に納得してしまう自分がそこにいた。よくよく考えるととてもおかしなことである。この緊急手術で医師は寝ずに患者を治すために頑張っている。術後、医師は疲れてはいるが、ものすごい充実感があり、「俺らが頑張らなかったら、この患者の命はなかった。頑張って良かった」ということになっているのに。この違いは何なんだろう。やっぱり薬剤師としての自分には"治すマインド"が欠落していると反省させられた。

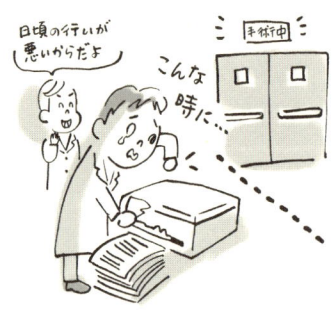

トホホ薬剤師

外来調剤の巻

　薬剤の種類が多く、複雑な調剤を強いられる処方の場合、患者を長時間待たせることになる。そのようなときに大きな問題が生じることがある。それは何かというと、その処方のおかげで薬剤師である私は必死になって調剤するわけだが、どうしても時間がかかってしまう。そこで起きるお決まりのパターンが患者からのクレームである。「もっと早くできないの」、もっとひどい場合は、激怒しながら「薬、ビニール袋に入れとかんかい」（そのような患者には、「お持ち帰りに不便でしょうから薬を手提げビニール袋に入れときました」と対処していた。場合によっては「おまけにもう一袋入れときました」というのもあった。これで患者から文句を言われないのなら、これくらい安いものだと思っていた）、というものである。

　ここで薬剤師が認識すべきことは、「薬剤が多く複雑な処方を一生懸命調剤しました」というのは、患者の評価の対象にはならないということである。**待ち時間により生じる不快感が、薬剤師から薬を受け取る期待感を完全に上回っている**という、なんとも悲しい話である（医師の場合、診察までにかなりの時間がかかったとしても、診てもらえるという期待感が、待ち時間により生じる不快感をはるかに上回るのである）。

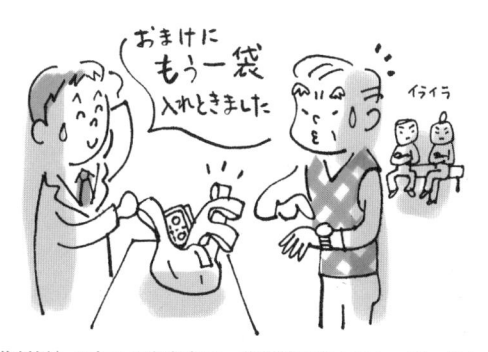

　「トホホ薬剤師」の中での出来事は、薬剤師の方々にとって、少しふざけた内容で憤慨されるかもしれない。しかしながら、私の経験の中に間違いなく存在したことを述べたまでなので許してほしい。もちろん少し面白い表現となるよう努力はしている。

トホホ薬剤師

恐い婦長さんの巻

　非常に恐れられている婦長（現在は看護師長）さんがいた。若手薬剤師は必ずひどい目にあうようであった。ひどい目とは、その婦長さんはいきなり雷を落とすのである（理由なき怒りの場合が多い、早い話が虫の居所が悪いと常に不機嫌である）。例えば、病棟巡視の際、婦長さんに薬の保管について指導したりすると、いきなり怒り出すというものである。その婦長さんにかかわった薬剤師は、口をそろえて「恐ろしかった」と言っていた。ついに、私も、この恐い婦長さんのところへ行かねばならなくなった。つまりその科の担当になってしまったのである（一説には、あの婦長さんには「ひょうきんな髙村を当てろ！」という陰謀があったようだ……）。彼女の風貌はというと芸人ハリセンボンの春菜（ちょっと太目の方）に似ていた（春菜にも「○○じゃねーよ」と、いきなり不機嫌になるギャグがある。例えば○○には、角野卓造や亀井静香などが入る）。ちょっと見る限りではふくよかで穏やかそうだった。私は、笑顔を絶やさずとにかく従順な態度で彼女に接したのであった。その甲斐あってか、私はその日から「薬剤部のボクちゃん」と彼女から呼ばれるようになっていた。唯一、薬剤部の若手の中で、気に入られた最初で最後の存在であったと思う。少し上の先輩や同僚から、「髙村君、怒鳴られなくてよかったね」とよく言われていたくらいである。

　しかし、最初の印象だけで気に入られ続けるのは難しいものである。その後も、私の努力は続いたのである。あるとき、保健所の指導で麻薬金庫は動かせないくらい重いものか、軽いものであればねじ止めして固定しなければならないというものがあった。薬剤部からその通知が出された。その次の日、あの婦長さんから、電話があった。「ボクちゃん、こんな通知が薬剤部から来たんだけど、どうすればいいかな」。私は、すかさずねじ回しとペンチをもって、婦長さんのもとへ直行していた（もちろん金庫を固定するために）。

　さらに、これに類した話で、病棟の麻薬金庫に、毒薬も一緒に入れてあるので、それを改善する通知が薬剤部から各診療科に出された。次の日、例の婦長さんから、電話があった。「ボクちゃん、こんな通知が薬剤部から来たんだけど、どうすればいいかな」。私は、すかさ

ずねじ回しとペンチそして薬剤部に余っていた金庫を持って、婦長さんのもとへ直行していた。トホホ的な話であるが、私が彼女いや、その病棟を担当して数年たったころ、彼女が恐いという薬剤部内での話はなくなっていた。私は、彼女の雷から薬剤部の若手を守った偉大な功労者であったに違いない。

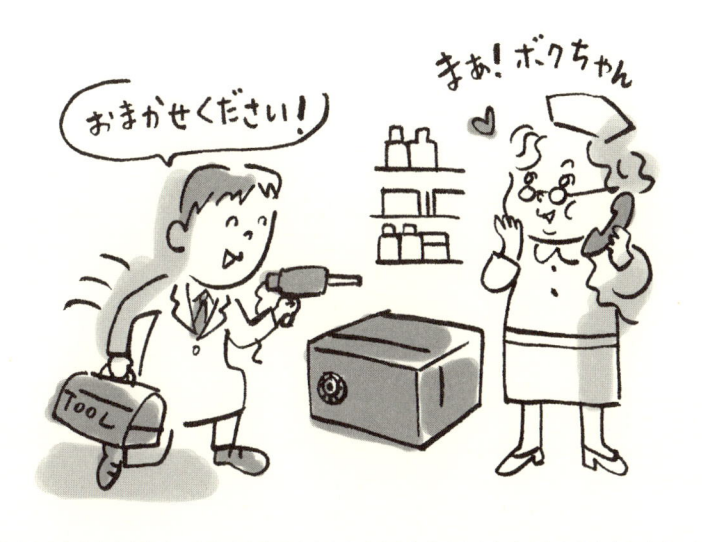

薬剤師の人数

薬剤師の人数は、27万6517人（男性10万8068人、女性16万8449人）であり（2010年12月31日現在の届出数）、施設別にみると「薬局」が14万5603人（総数の52.7％）、「病院・診療所」が5万2013人（18.8％）、「医薬品関係企業の従事者」が4万7256人（17.1％）、「大学」が7538名（2.7％）となっている。なお、医師数は29万5049人[*1]、歯科医師数は10万1576人[*1]、就業している看護師数は87万7182人[*2]である。

（*1　平成22年（2010年）医師・歯科医師・薬剤師調査、厚生労働省。
*2　平成22年（2010年）衛生行政報告例、厚生労働省。）

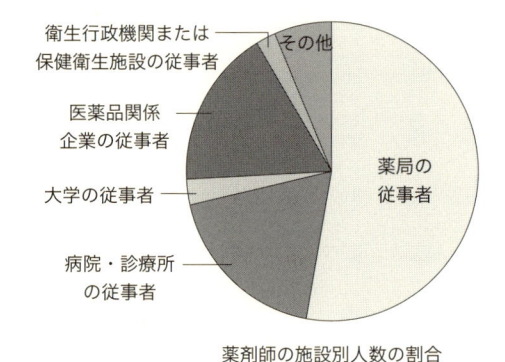

薬剤師の施設別人数の割合

2章

薬術の開発を目指して

薬剤師は薬術を用い、内科医にも外科医にもできないことを薬物治療において施行すれば良いではないか。これが、私の持論となっている。

2.1 ● 薬剤師が手に入れるべき必殺技について考える

(1) プロレスの必殺技

　小学校のころ、タイガーマスクというプロレスアニメがあった。私はこのアニメが大好きだった。当然、プロレス中継も食い入るように見ていた。ここで、切っても切れないのが必殺技の存在である。例えば、アントニオ猪木のコブラツイストや卍固め、ザ・デストロイヤーの四の字固め、カール・ゴッチのジャーマンスープレックス（＝人間橋：芸術的な技である。この技を、世界一の巨人アンドレ・ザ・ジャイアントに決めたことがあった）、ドリーファンク Jr. のスプニングトーホールド、藤波辰巳のドラゴンスープレックス、長州力のサソリ固め、ちょっと変わったところでミル・マスカラスの吊り天井……、素晴らしい必殺技ばかりである。

　これらの必殺技はレスラーが勝ち抜くために、そして観衆をエキサイトさせるために必須のものである（ショー的要素が強いため八百長があるにしても、必殺技がなければヒーローにはなれないのである）。レスラーはこの必殺技を編み出すために血の出るような練習と試行錯誤を繰り返したに違いない（ここにあげた必殺技はそのレスラーが存在しない限り生まれなかったわけである）。それだけに技を繰り出すタイミングも絶妙である。その後、プロレス界を驚かせるニュースが走った。それは、無名のレスラーが一撃の必殺技でブルーノ・サンマルチノという鯖折で有名な名レスラーの首を折って病院送りにしてしまったというものであった。その無名のレスラーとは、プロレスを一度でも見た人なら誰でも知っているであろう、あのスタン・ハンセン、その人である。私は、どんな必殺技なのか、とにかく見たくて仕方がなかった。それをテレビで見る日がやっと来た。そしてその必殺技を目の当たりにしたのだった。破壊力はすごいが、**"なんとシンプルすぎる技"**なのだろう、驚きであった。これまでの必殺技の固定概念からすれば、こんなのあり？……であった。その技の概要とは、腕の一振りを相手のノドをめがけぶち当てるという、本当に単純な技なのである。その必殺技の名は"ウエスタン・ラリアット"であった。彼のこの技が、世界中のレスラーを脅かすことになったのである。彼は、この必殺技を編み出す前は、長い間前座で"かませ犬"的存在だったのである。か

ませ犬とは、闘犬において調教する犬に嚙ませて自信をつけさせるためにあてがわれる弱い犬のことである。ウエスタン・ラリアットのようなシンプルな技は、どんなに劣勢であろうと、相手にスキさえあれば、その技を繰り出し、一発で仕留めることができる。これが他のシンプルでない必殺技（相手の身体を捕まえないと技を繰り出せない）より、著しく価値が高い点なのである。

（2）薬剤師の必殺技（決め技）

　では、薬剤師にプロレスでいう必殺技にあたるような決め技はあるのであろうか？

　私は、講演で、必ず自己紹介の一発目に、「私は薬剤師の必殺技を研究しています」と切り出す。講演会は、主に薬剤師、市民、学生を対象とするものの3つがあるが、私のこの発言に皆が大きく引いていくのを感じる。中でも、薬剤師の方々が一番引かれる。"こいつ（＝髙村）、危ないんじゃないか"と思われるようだ。この場合、一番身を乗り出してほしいのが薬剤師なのであるが。たぶん医師の講演の中で、「私の必殺技は……」というフレーズが出てきたら、職種を問わずすべての人々は身を乗り出すに違いないのだが。

　一般の方々は、薬剤師の必殺技（決め技）と聞いてふつう疑問に思うことだ

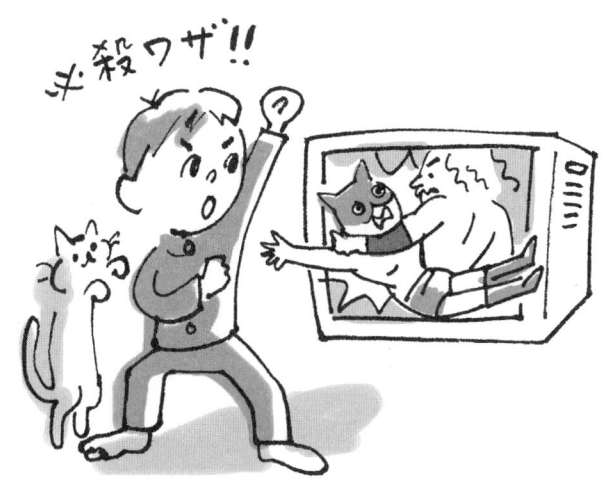

必殺技とはいかに単純か。テレビを見つめる少年時代の筆者。

ろう。「薬剤師の決め技とは一体何なのか？ 薬に秘密の調合を施す技のことか？ 薬を飲まない患者に無理やり飲ます技のことか？？」と。

　いや、一般の方々だけでなく薬剤師や薬学者（本文に出てくる薬学者とは、科学的な基礎研究を行っている薬学部の教員を指す）も同じように思うはずである。というわけで、彼らは決め技を見出すどころか、決め技が必要であるという概念すら浮かんではいなかったのである（私も薬剤師となって十数年間そうであった）。

　薬剤師や薬学者は、医師に比べ患者からずいぶんと距離のあるところで、自分たちの道を進んできたのである。薬剤師や薬学者は決め技となるべき大切なものを臨床現場からほとんど拾い上げることなく、長い時間を経過させてしまったことになる。

　今からでもその拾ってこなかった最重要なものをすべて拾い上げる作業を行い、薬剤師のための決め技を編み出したいと私は強く思っている。

　とにかく、弱者が強者になるには、この必殺技の開発が急務なのである。忘れてはならないことは、薬剤師も患者の"苦しみを抜いて楽を与える（＝抜苦与楽）"ために戦う"ファイター"なのだということである。プロレスラー（＝ファイター）同様、必殺技を持たねばならない使命がある。

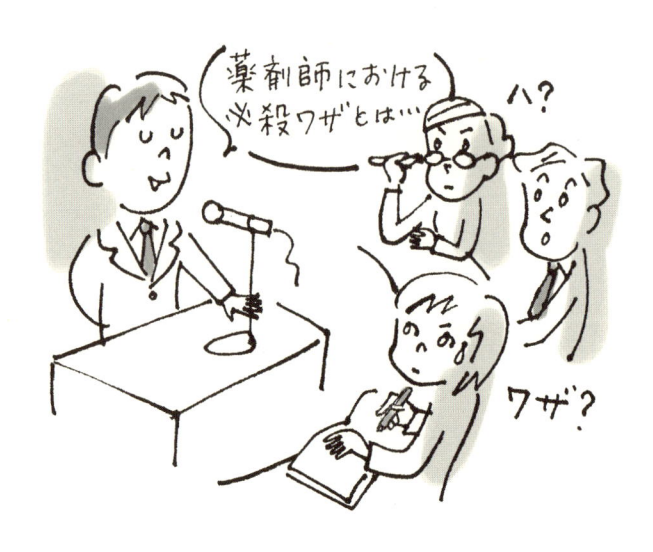

2.2 ● 名薬剤師が存在しない理由

　医師には名医とヤブ医者と呼ばれる人種が存在する。これは、医師が名実ともに医療人として社会に認知されている証拠である（たいていは、名医とふつうの医者となるところだが、ヤブ医者までついているところに医者の技術の深さと社会における重要性の大きさを実感させられる）。

　他に「名」の付く職業を例にあげれば、名音楽家、名彫刻家そして名宮大工等々がいる。素晴らしい技術で生計を立てている職業には、必ずといってよいほど"名人"が存在するのである。

　しかし、名薬剤師という言葉は、聞いたことがない。なぜ薬剤師には「名」が付かないのだろうか。その理由は、薬剤師には究めると薬物治療の効果に差がついてしまうような技術が存在しないからである。

　これは薬剤師の職能の中に、薬学サイエンス（薬学の研究成果）の組み込まれた技術が存在していないことを意味する。したがって、薬剤師が価値の高い医療を展開しようと思っても、薬学の研究成果の組み込まれた技術が存在しないため、当然のことながらその技術を究めることもできないのである。つまりこのような状況下では、名薬剤師は生まれないことになる。

　そしてもっと深く考えてみると、名人といわれる人たちには共通なことがある。それは何かというと、例えば、医師は聴診器や内視鏡、音楽家はピアノ・

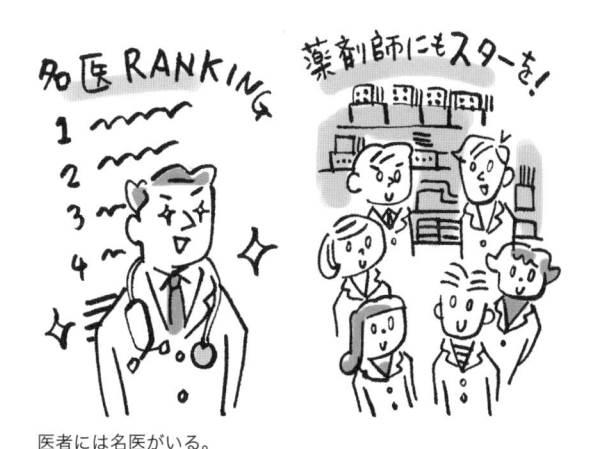

医者には名医がいる。

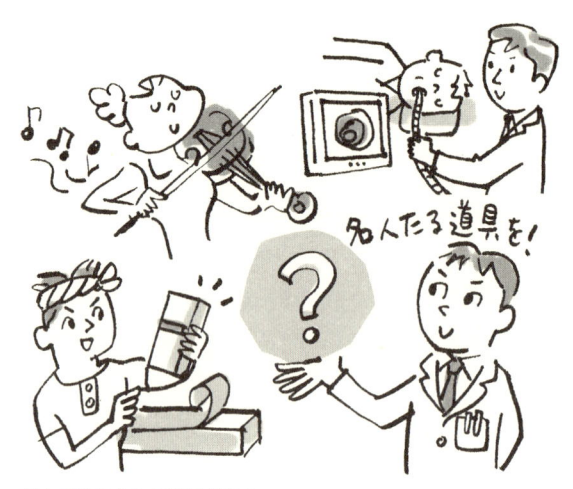

名人には名人たる道具がある。

　フルート・バイオリンやサクソフォーン等、名宮大工はノミ・ノコギリ・カンナというように、技術を究めるための道具が必ず存在する。薬剤師にはそれがない（私の持論では、薬剤師には「薬物動態を簡便に見抜く道具」が必要だと考えている）。技術をもって行う職業には、究めるべき対象となる道具が必ずなければならない。**名薬剤師を養成するには、すべての薬剤師が身近に使える薬学的な価値ある道具を作り上げねばならない。**
　そして、それを使いこなし究める薬剤師が出現しない限り、名薬剤師の誕生は望めないのである。

2.3 ● ファーストチョイスとなる道具が重要

　では、薬術のための道具とは、最先端の薬学の研究成果が入っていればどんなものでも良いのであろうか？　結論は、NO（ノー）である。なぜならば、ものには順序というものがあるからである。ゆえに、当然、創るべき道具には順番がある。
　医学は、研究の進歩を医師の道具に順序通りに反映させてきた。つまり、医

師のための道具は順序を間違えず、かつ飛び抜かさずに作られた経緯がある。
薬学にはその歴史がまったくないために、現時点での進歩しすぎた薬学の成果をそのまま道具にしようとした場合、とんでもない進んだ形の道具を創ることになる。果たして、それは、薬剤師が肌身離さず持って使い究める道具として成り立つのであろうか？

　確かに、医師は聴診器一つで診断を確定してきたわけではない。聴診器は目の前の患者さんの病態を即座に診断し、あるいは、「あたり」をつけて精密検査の必要性の有無を判断するための、医師が肌身離さず持っている「黄金のファーストチョイス」の診断道具である。ちなみに、確定診断の際に使用される精密検査のための道具（セカンドチョイス）には、CT、MRI、遺伝子解析に必要なPCR等、科学の最先端を投入したものがある。これらの道具は前者のもの（＝ファーストチョイスの診断道具）と大きく性質が異なる。その理由は、医師が肌身離さず持って、使い究める道具ではないということである（放射線技師がCTやMRIの画像を撮りそれを処理するため、道具は医師の手から離れている）。

> **Memo　間接聴診法**
>
> 　フランスの臨床病理学者であるラエンネックはある日、街で子どもたちが板の片端にキズをつけて他方の端で音を聞いて遊んでいる姿を見かけた。これを契機にラエンネックは、紙を丸め糸で縛り筒状にしたもの［これには膠（にかわ：動物の皮や骨等を原料とし、これを水と共に加熱して製造した有機たんぱく質）が塗ってある］で心臓や肺病患者の心音や肺音を聴診し、よく聞こえることを体感した。これが聴診器を介して行った間接聴診法の始まりである。
>
> 　その後、彼は木製の聴診器を開発しstethoscope（stethos：胸、scopos：見鏡）と命名、聴診した心音や肺音を「内部の心臓や肺が私に話しかけるようだった、しかもまったくの外国語で」と、表現した。彼の卓越した点は、「聴診所見と剖検所見を対比」し、「聴診技を科学へ進化」させたことにある。1819年、ラエンネックはついに大著「L'Auscultation Mediate（間接聴診法）」を世に送り出した。

2.4 ● 診断法について考える

　道具についてはなんとなく理解してもらえたと思う。ここから、技術の中でも最も重要な診断法について述べる。理想的な診断法とは、病態の要因を、現在の症状と直結しそうもないかけ離れた検査数値から推測するものではなく、現在の症状に直結する数値から診断するものでなければならない（間接聴診法は、患者から発せられた症状に直結する心音、血管音、呼吸音、腸音などの異常音を医師の耳で、直接捉え診断するものである）。

　これに関し、薬学的観点から蛋白結合を例にあげ説明する（図2.1参照。薬学の専門知識のない人には少しむずかしい内容かもしれない）。例えば、ある患者において、アルブミン分子上のある部位の薬物結合能を高める変異体が作られることが遺伝子を調べることでわかったとしよう。当然、その患者のアルブミン結合部位での薬物結合能は非常に高いと推察されることになる。しかし、その患者には、常にその結合部位を強く阻害する内因性物質が存在したとしたら、まったく正反対の現象が生じてしまうこととなる。つまり、アルブミンのその部位の結合能は、結果的には弱くなるため、その部位に強く結合する薬物が投与された場合は、その薬物の標的部位への移行性は大きくなるのである。

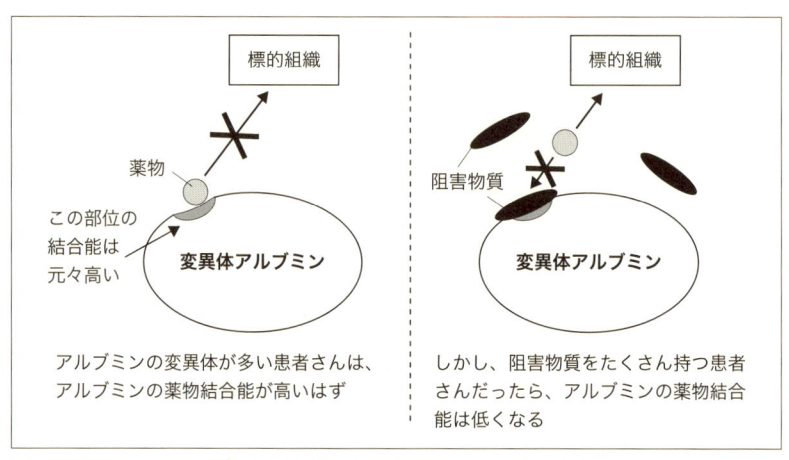

図2.1　変異体アルブミンの薬物結合能（変異体アルブミンの結合部位の結合能は直接的に評価しないとわからない）

つまり、その薬物の薬効は遺伝子的に診断した結果とは逆になってしまう。したがって、アルブミンのある薬物結合部位での結合能の診断は、その部位の結合能を直接導き出すものでなければならない。

2.5 ● さあ、道具を創ってみよう

　それでは、ファーストチョイスなる薬剤師のための**元祖薬物動態学的診断道具**（後述：原理はローテクでも、使いこなせばハイテクとなる道具）を、薬剤師と薬学者が力を合わせて創っていくことが、今まさにすべき課題である。しかし、私がそう言っても、学生ならまだしも、多忙な社会人である薬剤師や薬学者が「はい、そうですね」と行動してくれるとはなかなか思えない。しかし「はい、そうですね」となる秘策を第3章の【今後に向けて】(p.80)にしたためた。ぜひ80頁まで、読み進めていただきたい。

　先に触れたように（p.37参照）、聴診器はラエンネックという医師が、"ひとりの子どもが木の端にキズをつけ、もうひとりの子どもが一方の木の端でその音を聞いて遊んでいる"、ということからヒントを得て発明したそうである。これも、もとをたどれば子どもの考えた遊びから生み出されたといっても過言

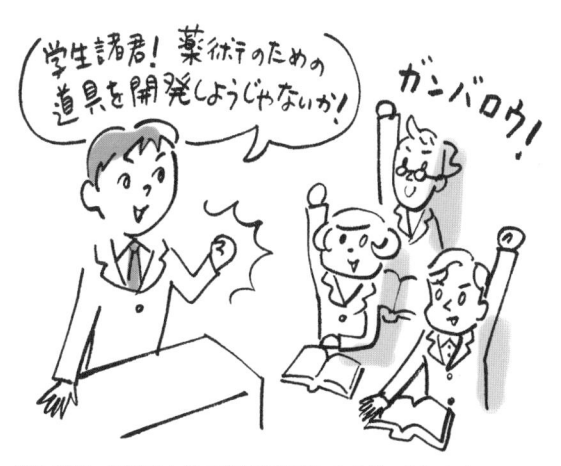

学生諸君、薬術のための道具を開発しようじゃないか！

ではない。

　聴診器は、紙を丸めて筒にしたものを患者の胸などにあて、患者から発せられる異常な音を聴き取る道具であった。では、そんな簡単な原理の聴診器が、現在すっかりなくなってしまったかというと、皆さんがご存じの通り、今もなお医師の必需品である（今では看護師、そして薬剤師の必需品になりつつある）。ないと格好もつかないものとなっている。

　この聴診器を使い究める医師の1人に、レニングラード出身のコロトコフ（日露戦争中、前線で診療を行った外科医）がいる。彼は1905年に、血管の中に血液が円滑に流れているときには雑音が聞こえないが、動脈瘤があったり、血管が狭くなっているときには血管の雑音が聞こえるのを聴診器で聴くという方法を編み出したのである（この音をコロトコフ音という）。これは、まさに、外科医コロトコフが動脈内の血液がうまく流れているかどうかを、常に聴診器で診断していたために発見されたことなのである（使い究めることの重要性）。

　ある著名な医師は、聴診器に関して「聴診器を使いこなすには相当な熟練を要します。最低10年以上はかかります。しかし、聴診器を使えるようになれば、これほど持ち運びが簡単であり、ハイテクな診断器具はありません」と述べている。

　頭の柔軟な学生にも加わってもらい、ローテクでも、使いこなせばハイテクとなる薬剤師のための道具、つまり**薬剤師版の聴診器**のようなものを作るのが、私の思いである（筆者の1年生の担当科目の課題にしている）。

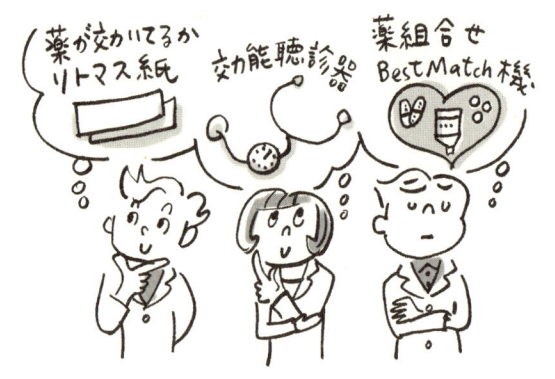

学生のフレッシュな感覚で薬剤師版の道具を考える。

2.6 ● 間接聴診法の極意〜聴診と心音について〜

　間接聴診法の修得は、薬の副作用の早期発見や薬効評価につながる。このことは、病棟の薬剤管理指導、病棟薬剤業務実施加算（p.86参照）や在宅医療の質を著しく高めることになると確信する。

　以下に間接聴診法の極意を述べる。これは薬剤師の方々にとって目から鱗の内容かもしれない。

（1）間接聴診法とは

　間接聴診法とは、○○の変な音がするので●●病というような、音を聴いて病名を当てるというものではない。わかりやすくいうと、テレビでよく見るイントロ当てクイズ、つまり音楽のイントロが流れてその曲名を早く当てるようなものではない、ということである。そもそもイントロ音の中に生理学的状態などの情報は含まれていない。

　私も、学生に間接聴診法を教えるにあたり、さまざまな病態時の心音の収録されたCDを一生懸命聴いていた。しかし、聴診の極意のようなものがさっぱりわからず、1年を経過し悩んでいた（イントロ当てクイズの域を脱せずにいたのである）。ところが、ある日、開眼することになる。そもそも聴診器を創った医師が、この音は僧帽弁狭窄だとか、大動脈弁閉鎖不全だとか、病名当てクイズのようなことをやったとは考えにくい。その医師は、この場所の心臓の中の状況はこうなっていそうだとか、この場所はどうなっているのだろうとか、それぞれの胸部の場所に聴診器を当て探っていったはずである（筆者が「医療貢献の道を探る」のと何か似ている気がする）。そう考えた私は、間接聴診法とは身体の胸部のさまざまな場所で音を聴いて心臓内をイメージする方法だと気がついた。心音CDをただのイントロ当てクイズのような感覚で聴いたりしている間は正しい理解は得られない。とにかく、その間接聴診法を確立した医師が聴診器をどのように使えば心臓内をイメージできたのかについて、その時点にまで戻って考えてみる必要がある。

　創ってくれた人の想いやプロセスを考えないと、何でも、すでにその診察道具があるからただ使えばよいというのでは、大事なところが欠落することにな

る。図2.2に聴診器の膜型とベル型の使い分けを説明しておく。

(2) 4つの弁と心音
それでは本題に入ることとする。
● **音の鳴る仕組み　正常な心臓の場合**
まず、音の鳴る仕組みを説明しよう。心臓には4つの弁がある（図2.3）。僧帽弁、三尖弁、大動脈弁、肺動脈弁であり、心臓の収縮期に僧帽弁、三尖弁が閉まり、拡張期には大動脈弁、肺動脈弁が閉まる。これらの弁が閉まるときに鳴る音がドッ・クンと表現される。この音はⅠ音とⅡ音からなっており、正確にはドッ（Ⅰ音；僧帽弁と三尖弁の閉まる音）・クン（Ⅱ音；大動脈弁と肺動脈弁の閉まる音）と解釈していただきたい。

さて、ここで疑問が生じる。弁は4つであるからドッ・ドッ・クン・クンではないのか。確かに弁は4つあるのでその通りなのであるが、なぜドッ・クンでよいのかというと、心臓が正常であれば、4つの音のうち2つの音はほぼ同時に鳴るからである。すなわち、心臓の収縮期には僧帽弁と三尖弁がほぼ同時に閉まり（Ⅰ音）、拡張期には大動脈弁と肺動脈弁がほぼ同時に閉まり（Ⅱ音）、

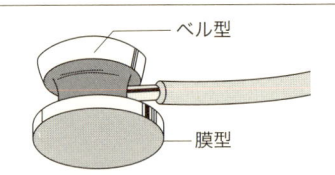

多くの聴診器では、チェストピースが膜型とベル型の切り替え式になっており、それぞれに特徴がある。

● **膜型の特徴**
膜全体が皮膚につかなくても、一部密着していれば体内の音を聴き取ることができる。デメリットとしては、心音の低いもの（Ⅲ音、Ⅳ音）がカットされやすい。
● **ベル型の特徴**
隙間なく皮膚に当てれば、高音も低音も聴くことができる。しかし、少しでも隙間が空くと周囲の音が入って聴き取れない。また、逆に隙間をなくそうと押しつけすぎると低音がカットされてしまうため、扱いが難しい。
● **使い分け**
呼吸音や腸音は高い音から成り立っているので、膜型が適している。一方、心音の中でも低い音などは、ベル型でないと聴き取ることができない。正しい聴診をするためには、両方の特徴を把握し、使い分けをしなければならない。

図2.2　聴診器の膜型とベル型の使い分け

ドッ・クンとなるのである。これが正常なときに聴こえるⅠ音とⅡ音の説明である。

ここで重要なのは、僧帽弁と三尖弁、大動脈弁と肺動脈弁が、少しの時間を隔てて規則正しく"勢いよくバタンと弁が閉まる"様子がイメージで捉えられるかということである。"勢いよくバタンと弁が閉まる"わけだから当然、Ⅰ音とⅡ音は高音である。したがって、Ⅰ音とⅡ音は聴診器の膜型（高音を捉える）のほうで捉えることとなる。

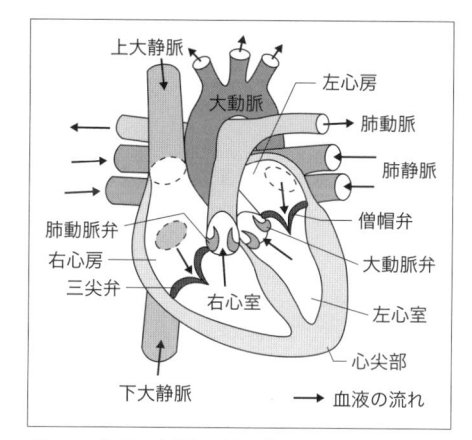

図2.3　心臓の内部と血液の流れ

それぞれどこでよく聴き取れるかというと、Ⅰ音は心尖部（僧帽弁領域、M）と三尖弁領域（T）で、Ⅱ音は心基部（大動脈弁領域、Aと肺動脈弁領域、P）である（図2.3と図2.4参照）。たぶん、鋭い読者は両図を見比べた場合、図2.4の各聴診領域と図2.3の4つの弁の位置がかなりずれているのではと思われるであろう。

その理由であるが、一つは図2.3が心臓を真正面に描いてあることに問題があり、実際は心臓の右側がほぼ正面となることによる。それぞれの弁の閉まる音は血流に乗って聴こえるため、弁の真上がその閉まる音の最強点ではないということである。例えば、僧帽弁が閉まるときの音は血流により心臓の尖端に運ばれる。つまり心尖部が最強点（M）となるのである。大動脈では右肩の方向に血流が勢いよく流れるため、心基部の右側で大動脈弁の閉鎖音は最強点（A）となり、肺動脈では左肩の方向に血流が勢いよく流れるため、心基部の左側で肺動

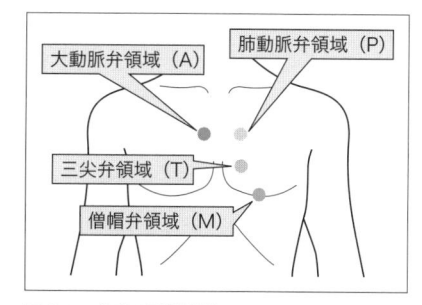

図2.4　心音の聴診部位

脈弁の閉鎖音は最強点（P）となる。

以上が、正常な心臓の音のなる仕組みと聴診部位である。

● **過剰心音**

心音の異常には主に過剰心音と心雑音がある。まず、過剰心音について説明する。

過剰心音にはⅢ音とⅣ音がある。

Ⅲ音は心房の中に溜まっていた血液が心室の壁にトンとぶつかったときの音である。どういう音かと考えてみると、弁という固体の物体がバタンと閉まる音に比べて、血液という液体が心室の壁にぶつかる音であるから、低い音になる。桴（ばち）で太鼓をたたく場合と、ホースから出る水を太鼓に当てた場合の音をイメージして比較すれば、桴（ばち）よりも水のほうが低い音になるのはわかりやすいであろう。このⅢ音は、僧帽弁領域（M）でⅡ音の後に聴こえる。

Ⅳ音は、心室が拡張していくとき、心房が収縮して最後に一押ししたときに、その血液の勢いが心室にトンとぶつかったときの音である。したがって、Ⅲ音と同じく低音となる（低音は聴診器のベル型で聴く）。このⅣ音は僧帽弁領域でⅠ音の前に聴こえる。

それでは、Ⅲ音が聴こえるのはどのような場合かというと、病的であれば主に心不全（特に、心室が大きく膨らみ薄壁様となった拡張型心筋症により心不全になっている場合によく聴こえる）であり、病的でなく聴こえる場合は胸壁が薄い若年者である。また、Ⅳ音が聴こえるのはどのような場合かというと、肥大型心筋症や高血圧性心疾患などであるが、Ⅲ音のように健常者では聴かれない。さらに、Ⅳ音が聴こえるということは、弱った心室のポンプ機能を補うために心房が強く収縮するので、その振動が胸壁を伝わるため、胸を触ると振動を感じ取ることができる。これは、Ⅰ音の分裂つまりⅠ音が2回聴こえる現象であるが、これは触知できない。したがって、Ⅰ音の分裂かⅣ音かの鑑別の際にも役立つのである。ここで、Ⅰ音の分裂は高音なので膜型で聴き取れるが、Ⅳ音は膜型では聴き取りにくい。このように、低音で微妙な心音は聴診に触診も加え、聴き取れないものも聴き取れるよう究めていく必要がある。

●**心雑音**

次に心雑音について極意を探ってみよう。

比較的持続の長い振動群を心雑音という。

心雑音はどの位置で、どのような時相つまり収縮期（Ⅰ音とⅡ音の間）か拡張期（Ⅱ音とⅠ音の間）か、さらに、駆出性か逆流性かを聴き分けねばならない。ここで、駆出性雑音であれば、血液が大血管に駆出されるときに生じる荒々しい雑音。一方、逆流性雑音は血液が心室や心房に逆流するときに生じる、平坦で吹鳴（汽笛）様あるいは風が吹く感じで、長い雑音である。

例えば、大動脈弁領域で収縮期に増減型の荒々しい雑音が聴こえれば、血液が大動脈へ勢いよく流れ出る際に大動脈弁が開きにくいため、狭いところを無理やり血液が抜けようとしていることがイメージできる。したがって、大動脈弁狭窄の可能性が高い。

一方、例えば、大動脈弁領域で拡張期に平坦型の吹鳴様の雑音が聴こえれば、血液が大動脈へ勢いよく流れ出た後の拡張時に、大動脈弁がきっちり閉まらないため血液が逆流していることがイメージできる。しかし、そのときの吹鳴様の雑音が大きい場合と非常に小さい場合とで、大動脈弁の損傷の程度の大小がわかるのである。

雑音は圧較差で生じているため、音が高ければ弁はさほど悪くないが、音が非常に低い場合は弁がほとんど機能していないことがわかる。したがって、前者は損傷度の低い大動脈弁閉鎖不全の可能性が高く、後者は損傷度の高い大動脈弁閉鎖不全の可能性が高い。このように聴き取りにくいほど、聴き逃さないように、聴診法を究めなければ、患者に不利益が生じるのである。

ちなみに、心雑音に関しては心雑音の強さを評価するレバインの分類（表2.1）がある。このことから、聴診器を用いて施行する間接聴診法は、究めることが前提である。Ⅰ／Ⅵ度などは、素人に聴こえない音が、究めると聴こえるようになるのかと言いたくなるが、聴こえるのである。これが、今までの薬剤師技術の中に欠落していることである。**技術とは、同じことを同じように行うのだが薬剤師ＡとＢでは大差がついてしまうものである**。これが、まさに技術を有する職種の醍醐味なのである。したがって、間接聴診法は技術を象徴するものと言える。

表 2.1 心雑音の強度（レバインの分類）

```
Ⅰ／Ⅵ度：非常に小さな雑音で初心者には聴こえない
Ⅱ／Ⅵ度：慎重に聴くと雑音として聴くことができる
Ⅲ／Ⅵ度：初心者でも大きな音量として聴くことができる
Ⅳ／Ⅵ度：雑音も強大で、胸部の触診によりスリル*を触れる
Ⅴ／Ⅵ度：胸壁から聴診器を部分的に離しても雑音が聴かれ、スリルも触れる
Ⅵ／Ⅵ度：胸壁から聴診器を離しても雑音が聴かれ、スリルも触れる

 ＊　スリル：胸壁における細かい振動
```

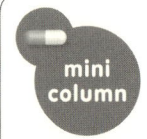

mini column

血圧計（シンプルな道具）

聴診器に並んでシンプルな医療系の道具である血圧計について述べる。血圧を最初に水銀柱で測定したのは、ケンブリッジ大学の神学部に在籍する学生のヘイルズだと言われている（1700年の初め）。

ヘイルズが水銀柱で血圧を測ることになったきっかけはというと、"樹木の液が、なぜあんなに高いところまで吸い上がっていくのか"不思議でたまらず、とにかくそれを解明することの手段を試行錯誤して頑張った末に、その水銀柱（水銀を入れたU字型のガラス管）にたどりついたようである。もちろん、彼らは動物の血圧も測定していたそうだ。

その後、1821年にフランスの医学生であったポアズイユがU字式水銀バロメーターを考案し、それからその装置が広く世間に普及したのである（原理は極めて簡単なものである）。それまでの100年間は血圧に関して誰も手を出していない。つまり血圧計という道具は学生が作ってしまったわけである。学生の柔軟な頭脳は、筆者のようなおじさんより、可能性が高いということなのかもしれない。

2.7 ● 他の分野の知見から薬術のヒントを得る

　大学教員となってからは、薬剤部時代とは違い、かなりの時間を学生の講義のための資料作成に費やさなければならなくなった。担当する講義は、専門科目だけでなく、一般教養科目もある。したがって、必要に迫られ、その学問に関する教科書、参考書、専門書および単行本等を熟読することになった。

　そのような作業の中で、これらの本を通しこれまで自分が思いもしなかった思考に触れ、喜びを感じることとなった。このことは、私自身にとって良いことなのだと思っている（しかしこのことが薬剤師と薬学者がこのままではいけないという気持ちを強く持たせる要因ともなっている）。

　私は、小学校のときから36歳頃まで、読書が嫌いであった。進んでいろんな本を読むようになったのは37か38歳頃からだったと記憶する（最初の頃は薬や医学に関するものがほとんどであった。もちろん今でもその割合は多い）。特に小学校のときは本を読むのが苦手で（母が言うには本を逆さにしたほうが読めていたらしい）、さらに、28〜38歳まで（某薬学部での研究生時代）は、好む好まざるにかかわらず自分の研究領域の論文や専門書を一生懸命読まなければならなかったため、逆に自分が面白いと思う本を読んでみたいという欲求が潜在的にも膨らんでいたようである。

　ここで言いたいことは何かというと、本はいろいろためになることを読者に伝えてくれる（これは誰もが言う正論）。特に感性の高い読者は得るものが大きいと思う（これも正論）。しかし、その本から得た知識を、社会に対し役に立つ形に変換していかなければ、無意味であるような気がしてくる。

　例えば、薬剤師のまわりに蔓延する薬剤師のための本は、ほとんどが解説書（薬術を行うための実践法に触れていない書物の意）であり、理解さえすればよいというものである。このため、薬剤師に使命を感じる先生方は、それをたくさん読まれるに違いない。そうすることで、ある薬に関して知らなかったこと（特殊な用法・作用機序、薬物・食物・健康食品の相互作用やそのメカニズム等）を知るという喜びを味わっていることだろう。

　しかし、**この薬学の書物を読み込むことで、自分の薬剤師技術は向上したのかと自問自答してみると、あまり向上していないという結論に達するのではな**

かろうか？

　その結論は正しいのだと思う。そもそも、臨床センスの投入された高度な技術を手にするためには、知識や理屈だけを教示してくれるものでは埒があかず、その技術を究めるための実践法について書かれた本に出会わなければならない。したがって、薬剤師経験のない薬学者の書いた書物が薬剤師の実践書にはなり得ないのである（薬学者に対するフォロー：薬学者の書物は、薬剤師や薬学生が知識を得ることにおいては抜群の威力を発揮する）。

　それならば、薬剤師のための実践の書物を薬剤師が書けばよいではないかということになるが、薬術（薬学の研究成果を薬剤師の実践法に組み込んだ技術）を持ち合わせた名薬剤師がほとんど存在しない現状において、それも難しい。

　そのような現況を踏まえると、薬剤師のために出版されている本（解説書）は、薬剤師技術の向上に直結するものは極めて少ないと考えるべきである。こう考えると、いっそのこと薬剤師や薬学者が書いた本より、むしろ他の工学部や農学部そして医学部に関する本を読んだほうがましかもしれないと思うようになってくる。まさに私はそのような結論に達しているのである。

　皆さんご存じの蒸気機関のワットを初めとして、薬学を除く他の理工系の学問の発展の経緯をみてみると、「技術者」がすなわち「科学者」であり、同一人物で歩んできた歴史を持つ（国立大医学部の場合は、一応、臨床医＝教官・研究者となっている）。すなわち、技術者イコール科学者であった人たちは社

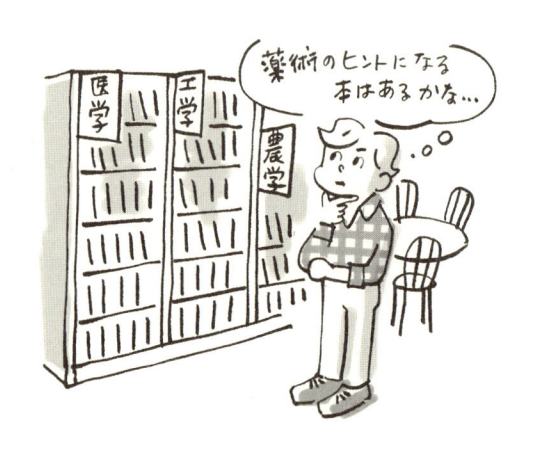

会の発展に直結する「技術」を作り出すことを目標に、使命感をもって努力してきた経緯をもっている。そして、それらの素晴らしい技術は産業革命をもたらすにまで至ったのである（現在はIT革命にまで発展している）。

　薬学部は技術者（薬剤師）と科学者（薬学者）が、同一人物ではなく、歴史を刻んできてしまった。このような状況では、薬剤師技術の発展は、極めて効率が悪く小さかったに違いないと容易に判断できる。この事実を十分に認識し、早急に手を打たねば薬剤師の技術の低迷が続くだけでなく、いずれ薬剤師は存続の危機を迎えるであろう（過去において薬剤師不要論なる声があがった時期も存在した。まだまだ安心できない）。薬剤師に薬術を持たせて感動をつかみ取ってもらいたいと、切に願い努力してきた私としては、そうなってもらっては困るのである。

---

mini column　農機具の発展・改良の歴史

　道具に関して、私の住む宮崎県内の見所を紹介する。それは、ルピナスパークの農業科学館（宮崎県児湯郡高鍋町）である。この科学館では、農機具が年代順に展示されている。私は、それらの農機具の発展・改良の歴史に釘付けとなった。その時代に応じた、ぴったりの農機具が作られているではないか（人、牛、馬、風、水等の力を利用する石、木、金属製の道具等々）。さらに驚くべきことは、新しい機械は前の時代のものがなければ、存在し得なかったということである。さらに驚くべきことは、機械化されているが、昔の農機具が最新の科学技術を用いて近代的になっているだけなのである。

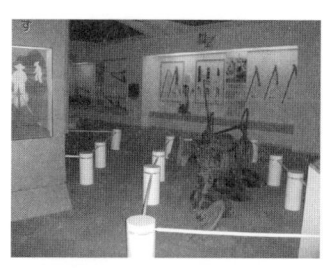

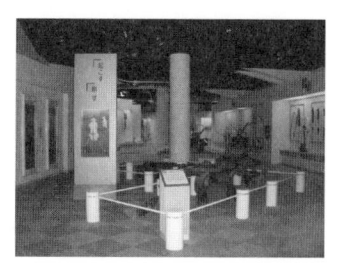

農業科学館の展示の様子

第2章　薬術の開発を目指して

2.8 ● 筆者のたどり着いた薬術

　改めて主張しておきたいことは、薬剤師のなすべきことは、薬物治療において患者の苦しみを抜いて楽を与えることであり、そのためには薬学の研究成果の組み込まれた治すマインドを手にすることができる新たな技術つまり薬術が薬剤師には必要となる。ここが、私の原点であり、この考えのもと、『**薬学的分布診断法**』は生まれた。

　ここでは、薬学的分布診断法の概要を中心に概説する（詳しくは巻末資料1参照）。専門でない読者には難しいかもしれないが、筆者の考えが一部でも伝われば幸いである。

(1)『薬学的分布診断法』とは、どういうものか

　薬の効き目の良し悪しについて、まず非常に大まかに説明する。薬の効き目は、体内に入った薬が標的となる組織にどのくらい作用したかによる。同じ量が体内に吸収されても、標的となる組織に作用しないまま分解されたり、排泄されては、期待した効果は得られない。体内に入った薬は、多くが血液中の蛋白質と結合した形で体内を循環する。そして、標的となる組織に作用するためには、蛋白質と結合せずに遊離した形でいることが必要である。したがって、蛋白結合した薬物が、何らかの影響で蛋白結合を阻害されると、遊離形薬物濃度が上昇し、薬効を高める可能性がある（ただし、このようなことがいえる薬物には条件がある。p.118 巻末資料1のMemoを参照）。

　これらのことを理解していただいたうえで、以下、『薬学的分布診断法』について述べる。

　生体内における薬理効果の強弱は、標的組織への遊離形薬物の移行量に大きく依存するが、その主要な調節因子の一つが血清蛋白結合である。

　生体内に吸収された薬物は、循環血液中に移行した後、程度の差はあるもののさまざまな血清蛋白質と結合する。このような血清蛋白質の中で、薬物の蛋白結合の度合いを大きく左右するものに、ヒト血清アルブミン（HSA）やα_1-酸性糖蛋白質（AGP）があり、HSAは酸性薬物と主に結合し、AGPは塩基性薬物と主に結合する。

それらの蛋白分子上の主な薬物結合サイトに、例えば、HSAではサイトⅠおよびサイトⅡの2個（本来はサイトⅢも存在するが、サイトⅢに分類される薬物はまれであるため、主にサイトⅠとⅡの2個と考えてもよい）、AGPでは1つの結合サイトが存在している（本来は、AGPでは酸性および塩基性薬物結合サイトが存在し、2つのサイトは大きくオーバーラップしているため1つのAGP薬物結合サイトが存在すると見なしてもよい）（図2.5）。

　さらに、HSAには遊離脂肪酸（FFA）の結合サイトがサイトⅡ近傍に存在するため、遊離脂肪酸が増大するとサイトⅡでの薬物結合は著しく阻害される。この遊離脂肪酸の値は1日のうち数回大きな幅で変動することが知られている。加えて、肝障害時のビリルビン（Bil）や腎障害時の尿毒症物質の量を反映する尿素窒素（BUN）などの内因性物質の上昇によっても、各結合サイトへの薬物結合は阻害され、この影響も重要である。また、内因性物質以外でも蛋白結合力が強く血中濃度が高い薬物は、各々の結合サイトを阻害し、結合能を低下させる場合がある。

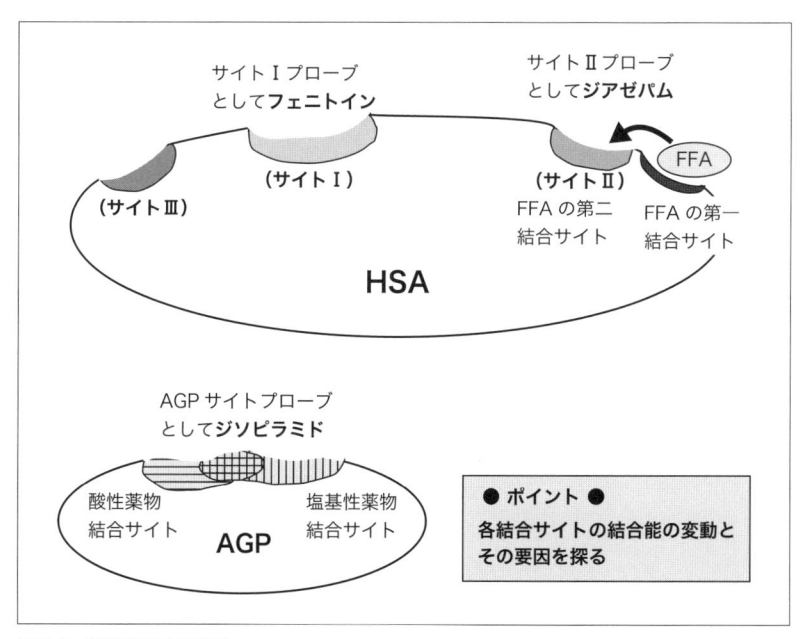

図2.5　薬学的分布診断法

もし遊離脂肪酸や結合阻害能を有する薬物等により、特定の結合サイトが大きく阻害されれば、その結合サイトに結合していた薬物の遊離濃度は一時的に増加し、薬効の増強を生じる可能性が高くなる。これは少ない投与量で薬効を高める効果的な投与法として積極的に利用できる。これを実現するためには、HSAおよびAGPの各結合サイトの結合能の変動とその要因をも導き出す薬学的診断法が必要である。

　具体的に説明すると、各サイトの結合能のモニターのために、HSAのサイトⅠプローブとしてフェニトイン、サイトⅡプローブとしてジアゼパム、およびAGPのサイトプローブとしてジソピラミドという比較的簡便に測定できるプローブを見出している。筆者が指定した時間T_1とT_2に血清サンプルS_1とS_2を採取し、それぞれのサンプル0.5 mLに、各種サイトプローブを一定量添加し、その後、それらを限外濾過し、そこで得られたろ液から各サイトプローブの遊離濃度を測定する。それにより、サイト結合能の変動が明らかとなる。例えば、HSAのサイトⅠプローブであるフェニトインの遊離濃度がS_1よりS_2のほうが増加した場合は、サイトⅠの結合能が低下していることになり、逆にフェニトイン遊離濃度が減少した場合は、サイトⅠの結合能は上昇したことになるのである。それらの変動に対するHSA、AGPおよび遊離脂肪酸の増減を比較することで変動要因の同定も可能である。もし、腎臓や肝臓障害を有する場合には、尿素窒素やビリルビン値の増減を比較すれば、阻害の程度の目安となる。このユニークな手法を薬学的分布診断法という。

(2) 関節リウマチ患者の診断例

　次に、ある関節リウマチ患者の薬学的分布診断をくだす過程を説明する（図2.6）。ここに、朝方10:00（T_1）と夕方17:50（T_2）に患者から採取された血清サンプルS_1とS_2があるとする。サイトⅠプローブであるフェニトイン遊離濃度は血清サンプルS_1とS_2で差はなかったが、サイトⅡのサイトプローブであるジアゼパム遊離濃度については血清サンプルS_1に比べS_2のほうが著しく増加していた。

　それでは、この変動要因について順に考えてみよう。まず、2つの血清サンプルS_1とS_2の採取間隔は8時間弱であり、この間に生じているサイトⅡへの

サイトプローブ・臨床検査　　　　　月日・時刻	遊離フェニトイン（サイトⅠ）μg/mL	遊離ジアゼパム（サイトⅡ）μM	遊離ジソピラミド（AGP薬物結合サイト）μg/mL	TP g/dL	HSA g/dL	AGP mg/dL	FFA μEq/L (=μM)
8/1 10:00 (T_1)	6.06	**0.71**	1.14	5.31	**3.08**	0.118	159
8/1 17:50 (T_2)	6.14	**1.24**	1.14	5.46	**3.11**	0.118	161

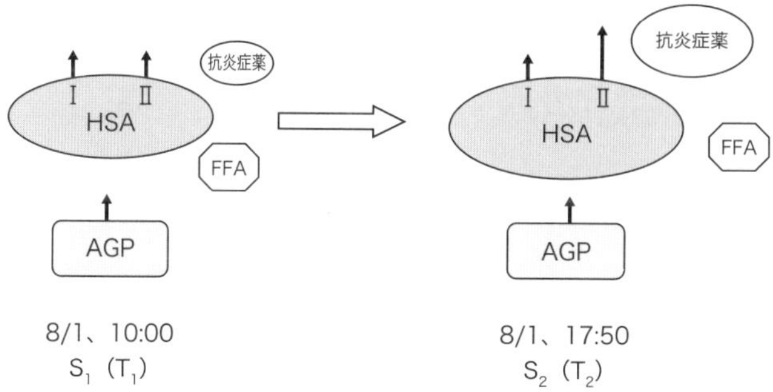

矢印が長いほど結合サイト阻害の程度が大きい（サイト特異性薬物の遊離濃度が大きい）ことを示す。
薬学的診断："低HSA量における抗炎症薬物濃度の増加によるサイトⅡの結合能低下状態"

図2.6　関節リウマチ患者の薬学的分布診断

結合阻害の影響なので、サイトⅡ結合阻害物質である内因性物質の遊離脂肪酸の著しい増加を疑いたくなるが、調べてみると遊離脂肪酸量は変化がなかったため、関係はないと判断できる。次に、その他の要因を考え、尿素窒素やビリルビンの上昇を疑ってみるも、図2.6にあえて示さなかったが変化はなかった。したがって、サイトⅡプローブであるジアゼパム遊離濃度の増加は、内因性物質によるものではないことがわかる。

　このような展開となると、服用薬物を疑って処方内容を調べてみると、サイトⅡの結合阻害能の高い抗炎症薬を昼食後に服用していた患者であることが判明した。また、この患者のHSA濃度が、血清サンプルS_1とS_2ともに3.1 g/dL程度と、健常人に比べ著しく低下しているため、抗炎症薬物濃度の変動によりサイトⅡの結合能は影響を受けやすくなっているものと考えられる。ここでの薬学的診断は"低HSA量における抗炎症薬物濃度の増加によるサイトⅡの結

合能低下状態"となる。

以上より、本診断法は血管内の血清蛋白の異変を察知するための血管内探索法で、もっと言わせてもらえば**血管内聴診法**のようなものでもある。つまり、**医師は患者の身体に聴診器を当て聴診し医学的診断をくだすのに対し、薬剤師は患者の血管内に"薬学的聴診器"を当て聴診し薬学的診断をくだすことを、筆者は考えたのである**（図2.7）。

したがって、各サイトの結合能の変化とその要因を本診断法で見極め、それを基に薬物の投与時期や投与量を決定し、現段階よりベター・ベストな投与法（攻めの薬物投与法）を行うことが重要であり、それを**"蛋白結合置換術"**と称している。本診断法を基に施行する蛋白結合置換術は、薬剤師の臨床センスの向上におおいに役立つものと確信する。なお、本診断法の治療への応用例は、巻末資料1を参照していただきたい。

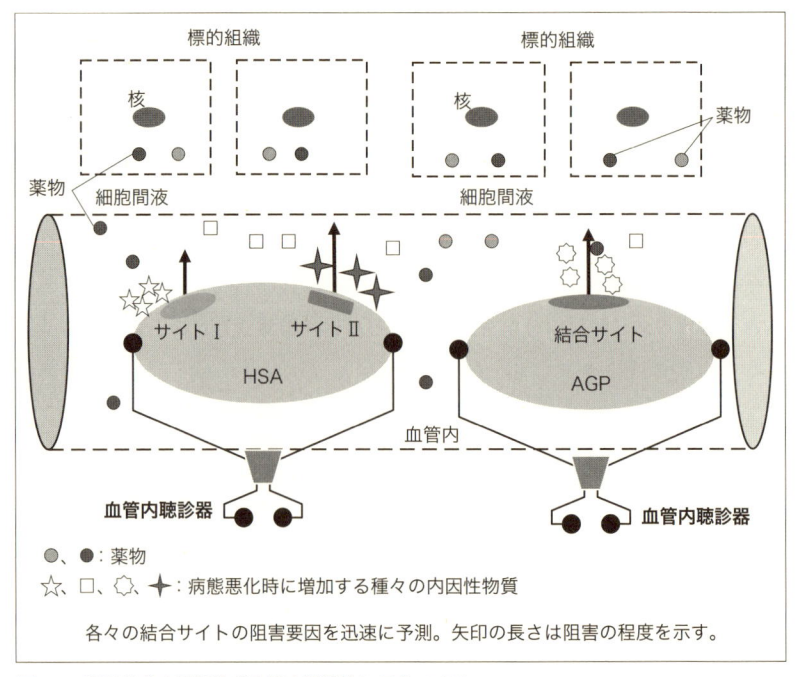

図2.7 薬学的分布診断法が血管内聴診法に見えてくる

サイトプローブ・臨床検査 月日・時刻	遊離フェニトイン(サイトⅠ)μg/mL	遊離ジアゼパム(サイトⅡ)μM	遊離ジソピラミド(AGP薬物結合サイト)μg/mL	TP g/dL	HSA g/dL	AGP mg/dL	FFA μEq/L (=μM)
8/1 10:00 (T_1)	6.06	**0.71**	1.14	5.31	**3.08**	0.118	**159**
8/1 17:50 (T_2)	6.14	**1.24**	1.14	5.46	**3.11**	0.118	**161**

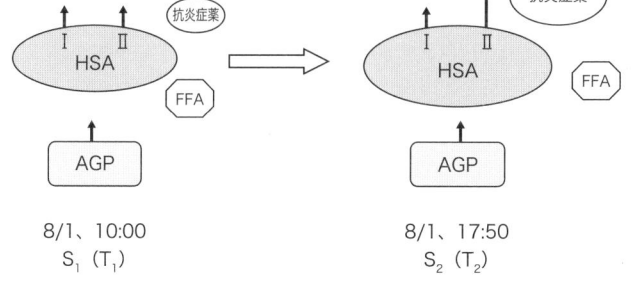

矢印が長いほど結合サイト阻害の程度が大きい(サイト特異性薬物の遊離濃度が大きい)ことを示す。
薬学的診断:"低HSA量における抗炎症薬物濃度の増加によるサイトⅡの結合能低下状態"

図2.6 関節リウマチ患者の薬学的分布診断

結合阻害の影響なので、サイトⅡ結合阻害物質である内因性物質の遊離脂肪酸の著しい増加を疑いたくなるが、調べてみると遊離脂肪酸量は変化がなかったため、関係はないと判断できる。次に、その他の要因を考え、尿素窒素やビリルビンの上昇を疑ってみるも、図2.6にあえて示さなかったが変化はなかった。したがって、サイトⅡプローブであるジアゼパム遊離濃度の増加は、内因性物質によるものではないことがわかる。

このような展開となると、服用薬物を疑って処方内容を調べてみると、サイトⅡの結合阻害能の高い抗炎症薬を昼食後に服用していた患者であることが判明した。また、この患者のHSA濃度が、血清サンプルS_1とS_2ともに3.1 g/dL程度と、健常人に比べ著しく低下しているため、抗炎症薬物濃度の変動によりサイトⅡの結合能は影響を受けやすくなっているものと考えられる。ここでの薬学的診断は"低HSA量における抗炎症薬物濃度の増加によるサイトⅡの結

合能低下状態"となる。

　以上より、本診断法は血管内の血清蛋白の異変を察知するための血管内探索法で、もっと言わせてもらえば**血管内聴診法**のようなものでもある。つまり、**医師は患者の身体に聴診器を当て聴診し医学的診断をくだすのに対し、薬剤師は患者の血管内に"薬学的聴診器"を当て聴診し薬学的診断をくだすことを、筆者は考えたのである**（図2.7）。

　したがって、各サイトの結合能の変化とその要因を本診断法で見極め、それを基に薬物の投与時期や投与量を決定し、現段階よりベター・ベストな投与法（攻めの薬物投与法）を行うことが重要であり、それを**"蛋白結合置換術"**と称している。本診断法を基に施行する蛋白結合置換術は、薬剤師の臨床センスの向上におおいに役立つものと確信する。なお、本診断法の治療への応用例は、巻末資料1を参照していただきたい。

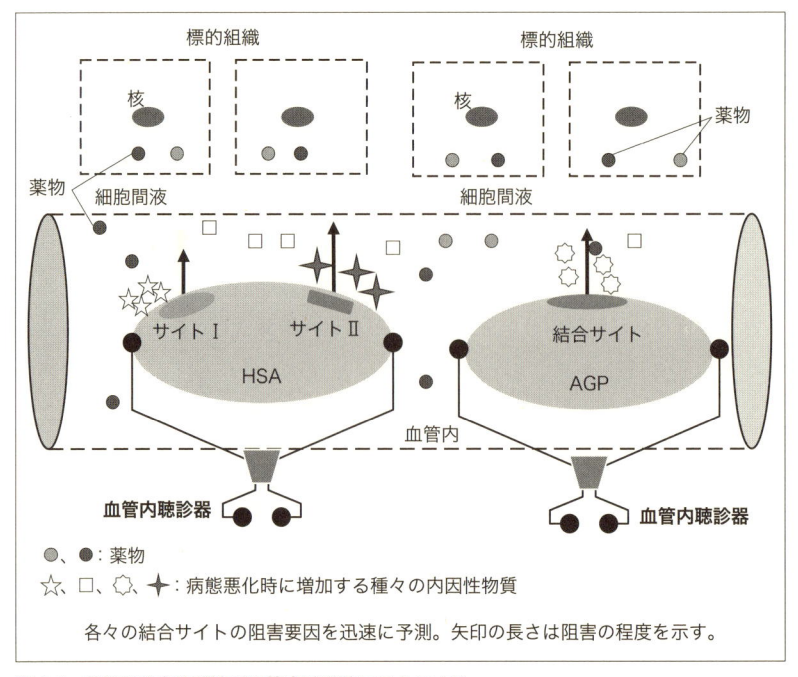

図2.7　薬学的分布診断法が血管内聴診法に見えてくる

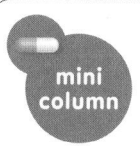

> **mini column**
>
> **TDMからADME診断法へ**
>
> 　私が大学病院の薬剤部に入局した当初（1985年4月）、全国の大学病院薬剤部ではTDM（Therapeutic Drug Monitoring；治療薬物モニタリング。患者の血液から薬物濃度をモニタリングし、有効な薬物治療を行う手法）がすでに盛んに行われていた。TDMは患者治療に対する薬学的数値を、初めて薬剤師にもたらしたもので、薬剤師にとって非常に重要な意味をもつものである。しかし、TDMだけでは薬剤師は医療人として浮上できないと、私はしだいに感じるようになっていった（当時、私はTDMを担当していた）。
>
> 　今、私が言いたいことは、TDMで満足することなく、患者治療に貢献できる薬学的診断法を新たに創出しなくてはいけないということである。薬の吸収・分布・代謝・排泄（ADME、absorption, distribution, metabolism and excretion）のすべてを患者個々に予測するための診断法（ADME診断法）と、それに基づく攻めの薬物投与法を研究し、症例実績を積み、近いうちに実用化し、必ずや薬剤師の医療貢献をすべての人々に認めてもらいたいと願う。
>
> 　ちなみに、私の開発した「薬学的分布診断法（特許取得）」は、薬物分布をつかさどる一要因の「薬物の蛋白結合」に関する研究成果を基に開発したものである。したがって、この薬学的分布診断法はD（distribution）診断法に分類される。

2.9 ● 「薬学的分布診断法」から薬剤師のシンボルになる道具を創ってみせる！

　表2.2に間接聴診法と薬学的分布診断法の比較を示した。見てわかるとおり、間接聴診法では、道具は聴診器一つでほとんどが完結するわけである。これは、医師にとって最高の道具だと言える。しかし、薬剤師のシンボルも聴診器だというのはしゃくである（薬学において、筆者は、日本で初めてフィジカルアセスメント技術およびそれに使用するシミュレータの必要性まで全国に発信したからこそ、聴診器以外の薬学的診断道具にこだわりたいのである）。よって、

表 2.2　間接聴診法と薬学的分布診断法の比較

手技	間接聴診法	薬学的分布診断法
開発者	ラエンネック	髙村徳人
道具（測定装置）名	聴診器	TDX/FLX（薬物測定機） HPLC（薬物測定機） インテグラ（検査値測定機）
道具の原理	かなりローテク	ハイテク
道具の大きさ	小	中～大
道具の持ち運び	可能	不可能
結果が出るまでの時間／1人	数十秒から数分程度	30～60分
究めると	心臓血管および呼吸器系の深いことまでわかる	蛋白結合の深いことまでわかる
攻めの薬物投与法のタイミングを見出せるか	不可能	可能

　薬剤師も**薬剤師のシンボルとなる道具**が欲しくなるのは当然のことである。そして、その道具で、薬剤師に医療貢献をさせたければ、とにかくその道具を小さくするということに尽きる。

　それで、筆者は薬学的分布診断法で用いるべき道具を、とにかく小さくしたいと思った。例えば、腕や首の太い静脈あるいは動脈中のHSA結合能を、非侵襲的に測定し算出できる小型の機器を考えたりした。これが無理なら、採取した血清をサンプル管に入れ、サンプル管の外側に小型の機器の端子を当てるとHSA結合能を測定し算出できる小型の聴診器用の機器、これも無理なら採取した血清をサンプル管に入れサンプル管に小型の機器の端子を入れるとHSA結合能を測定し算出できる小型の機器などである。そこで、友人の兄が工学部の音響等が専門の先生だったので、「血清中のHSAの結合サイトの結合能を音の反射の差異で調べることはできないのか」という内容をメールで送った。返答は少しうろ覚えだが「溶液中の蛋白質の機能を音の反射の差異で調べることは無理である。少なくとも固体である必要があり結晶であることが前提である」という内容であった。

　さて、本書をお読みの先生方、私の薬学的分布診断用の道具を一緒に開発してもらえないものだろうか。それが無理ならアドバイスだけでもよい。その道

具をもって筆者なりの薬剤師のシンボルとし、筆者の研究生活を終えたいと思っている。

ずばり、

「血清中のアルブミンのサイトⅠおよびⅡの結合能が簡単にわかる小型の道具」

欲を言えば、

「血清中のアルブミンのサイトⅠおよびⅡの結合能、アルブミン濃度、そして遊離脂肪酸濃度が簡単にわかる小型の道具」

これがあれば、薬学的分布診断が簡便に施行できるのである。これは、アルブミンが含まれるものなら、血清のみならず、腹水、胸水、関節液さらには眼房水にまで適応できるのである。

筆者は、テレビのドキュメンタリーや映画で見た、内視鏡を本当に苦労の末に創りあげた医師や技術者たちの感動を共有したいと思っている。

よろしくお願いいたします。

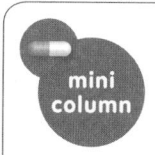

---

mini column

なぜ薬学的診断法が必要なのか

本来、治療効果は時間の経過（＝未来）がなければ判定できないものであるが、診断法があれば、未来の効果を治療前に予測することが可能である。

ゆえに、医師は、診断法が存在することで目前の重症患者の治療方針に対し、勇気と自信を持つことができるのである。万が一、手がけた患者が運悪く重篤になったり死亡したりしたとしても、診断に間違いなければ、病態が治療を上回った結果だと客観的に評価できるため、医師は自分自身を極端に責める必要はない。よって、診断法は医師に勇気と自信を与える原動力となる。

したがって、薬剤師にも薬学的診断法が存在すれば、勇気と自信をもって目前の患者に攻めの薬物投与法を施行できるのである。薬剤師は、"薬学的診断法とそれに基づく攻めの薬物投与法"を早急に手にする必要がある。私が好んで用いる攻めの投与法の"攻め"には**勇気と自信**という意が込められている。

Memo 薬物と蛋白結合サイトに関する例え話 〜薬物達の恋愛争奪戦〜

薬物の蛋白結合を大きく左右する血清蛋白質に、ヒト血清アルブミン（HSA）、α_1-酸性糖蛋白質（AGP）、γ-グロブリンおよびリポ蛋白質などがあることはすでに説明した通りである。その中でも、特に血清蛋白質の約60％を占める大派閥のHSAが最も重要で、小派閥ではあるがAGPも重要である。HSAにはサイトⅠおよびⅡの2つが存在し、AGPにも薬物結合サイトが1つ存在している。

これからが本題である（私が若い頃所属した某薬学部の研究室で同じアルブミン研究をする数名の大学院生と飲みながらアルブミンのことについて語り合った内容である。当然、私なりに大きくアレンジしている）。ここで、HSAはとても魅力的な女性、薬物はその女性を求める男性としよう。女性にはサイトⅠ、Ⅱというきれいで柔らかくて暖かい手が2つ付いている。まず薬物A（＝男性A：かっこいい）がこのHSAに恋をした。女性のほうも彼のことをまんざらはずれではないと思ったので、右手（サイトⅠ）をつなぐことになった。つまりお手々つないでちょっとだけルンルンというところである。さらに、男性B（面白い）が付き合ってくれと言ってきた。彼は男性Aとタイプも違ったので興味を引かれ、女性は空いている左手（サイトⅡ）を出した。女性はこの2人の男性と楽しくお付き合いを始めた。数か月が過ぎた頃、この女性の前に男性C（かっこよくて男らしく優しい）が現れ、付き合ってくれと言った。女性は躊躇なしに男性Aとつないでいた右手を振り払い、その手で男性Cと手をつないだ（サイトⅠの競合阻害[*1]）。それから男性Cがあまりにも彼女のハートを掴んだため、彼女の左手を握っていた男性Bも彼女から離れなければならなかった（男性CによるサイトⅡへのアロステリック阻害[*2]）。男性Aはかっこいいだけで取り柄がなかったので、その後、彼女もできず一生を終えた（フリー薬物となって代謝され排出されて一生を終わった。ただし、このフリー薬物こそが薬効増強の鍵を握る。これに関しては巻末資料1参照）。かわいそうだが世間にはよく転がっている話である。読者の皆様方、ここでAGPという女性にも目を向けて欲しい。彼

[*1] **競合阻害**：薬物AがHSAの右手に結合しているとき、同じ右手に結合しようとするB薬物がA薬物を追い出すこと（同一結合サイトにおける阻害）。

[*2] **アロステリック阻害**：薬物AがHSAの右手に結合しているとき、HSAの左手に結合しようとするB薬物がA薬物を追い出すこと（異なった結合サイトにおける阻害）。

女はHSAに比べると1/50の存在であるため、あまり目立たないタイプである。例えるならば、AKB48の影で働く女性マネージャーのようなものである。男性BはめだつHSAから見捨てられたのでAGPという女性と付き合い始めた。ちなみに、AGPにはきれいで柔らかくて暖かい手が1つ付いている（AGP結合サイトは1つである）。男性Bは彼女と末永く幸せに暮らした。めでたし、めでたし。

　薬物たちとHSAやAGPとの結合・阻害の関係は、人生における恋愛争奪関係とすごく似ているように思う。確かに、薬物たちと女性のHSAやAGPの結合・阻害の関係は体内で起きているので人生と一致してもおかしくはないであろう。しかも、HSAの結晶構造はハート形をしていることからも、人の恋愛物語に例えてもおかしくないと思っている。

　また、女性軍のHSAやAGPの生体内半減期は20日程度で、男性群の薬物の生体内半減期はせいぜい長くて2日程度なので、男性の寿命が短いという点でも人によく似ている。

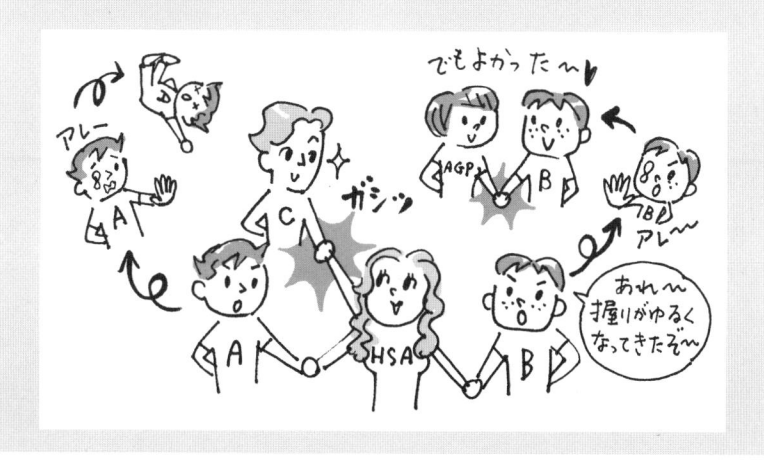

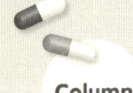

Column 外来患者に対する薬剤管理指導業務の必要性について

　私が初めて、整形外科の外来診察室で関節リウマチ（RA）患者の疼痛緩和の投与設計を行ったのは、2001年中頃だったように記憶する。いきさつは、当時の整形外科の准教授（現教授）の先生より、「入院患者さん同様、外来患者の投与設計もお願いできないか」と言われたことがきっかけであった。

　内心これはたいへんなことになったと思った。入院患者であれば、投与設計を決定するにあたり、あらかじめ薬学的分布診断法（巻末資料1参照）で患者の血清蛋白の結合性の変化や痛みの1日の変化なども調べておくこともできる。

　しかし、外来患者の場合は時間にかなり制限があるため、本診断法の結論をその時点ですべて導き出すことは難しい。そこで、私がその当時施行した外来患者のための薬剤管理指導業務の内容を順に説明する。

　まず、初めての患者の場合は、通常一般の整形外科外来診察室で准教授の先生から病状等の説明を一緒に受ける（再来の場合は直接第二診察室で投与法の妥当性を主に検証する）。次に、別の広めの第二診察室（整形外科の患者は日常生活動作が低いため車椅子や松葉杖が多い。よって、広めの第二診察室が存在する）に場所を移し、患者と面談しながら適切な投与法を熟慮・模索する。

　その具体的な内容は次の通りである。
1）薬歴を取る、

2）投与薬剤の投与量・投与時間と鎮痛効果との関係を見出すため、過去にさかのぼって鎮痛効果をフェイススケールで評価する。

3）薬物の薬学的分布診断法に大きく関与する重要な検査値として、アルブミンとα_1-酸性糖蛋白質（AGP）およびFFA、AST、ALT、γ-GTPやBUN等をチェックする。しかしAGPの測定値がない場合には炎症の指標であるCRPで代用する（一般にCRPが高くなるとAGPも高くなる）。

4）ナブメトン錠を用いてアルブミン分子上のサイトⅡの結合の阻害を利用した効果的な投与設計（投与法）を考え、医師に処方してもらう（例えばジクロフェナク坐剤−ナブメトン錠療法など）。

5）本薬学的診断のための採血を依頼する（初回の1つの患者血清サンプルでも本診断法を施行し、診断を一応下す。再来時に血清サンプルを再び本診断法にかけることで、今回の投与設計が妥当であったか確認する）。

6）外来用カルテに薬学的視点からの問題点をあげ、SOAP形式[*1]で記載する。外来患者の場合は確実に除痛しなければならない（患者の再来は2週間後あるいはそれ以上であるため、その間痛くてたまらなかったというのでは申し訳が立たない）。

　このような外来薬剤管理指導業務（入院の薬剤管理指導業務を、外来診療の場

のニーズに合わせて展開したものの仮称)を整形外科外来の診察室等において数年にわたり施行できたことは、私にとって、たいへん貴重な経験となった。このことより、**私は外来診療においても薬剤師が必要とされることを確信できた。**この外来薬剤管理指導業務で重要なことは、外来患者の薬物治療におけるこれまでの効果を短時間で把握し、攻めの投与法を即座に決断することであった。もちろん、最も重要な痛みを止めるということに関しては、私が全責任を負わなければならない(入院とは違い、即座に他の投与法に切り替えることができない)。したがって、次の再来日まで、少しでも患者さんの痛みが治まってくれと祈る気持ちが常に起きる。私自身精神的にも非常に負担が大きかったが、なぜか生きがいややりがいを強く感じていた[私がこのような取り組みを始めた当初、なぜ薬剤師が外来の場にいるの? と思われる医師の方々がいて重苦しい雰囲気に包まれることもあった。しかし、3〜4か月ほどで、私(=薬剤師)が診察室等にいることの市民権を得たように思う]。

現時点においても薬剤師の主な責任は、**「薬を間違いなく調剤し、その薬の重要性を患者に理解させ服用させること」**であると考えられているように思う。本来、**薬剤師はその責任だけで生きがいを感じることなどできないはずである。結局、薬を服用した後の効き目に責任を負うことこそが、患者に対する薬剤師の最も重要な使命なのだと思う**(これが薬の**専門家**ではなく**責任者**でなければならない**所以**(ゆえん)である*2)。

----

*1 **SOAP**：POS(Problem Oriented System)とは、患者の視点に立ってその患者の問題点を解決することで、SOAP は POS を上手に活用するための記録方法である。
S(Subjective Data)：主観的情報であり、患者の言ったこと。
O(Objective Data)：客観的情報であり、患者の行動、表情、検査データ、処方内容などのこと。
A(Assessment)：判断評価であり、S 情報、O 情報から得られる薬剤師としての判断・評価のこと。
P(Plan)：計画であり、薬剤師の行ったこと、次回チェックすること。

*2 **薬の専門家と責任者**
専門家：薬に関してよく知っていて、ためになりそうなことをたくさん患者さんに伝えるわけだが、この患者を良くしていくぞという薬剤師の意気込みが伝わらない。つまり、専門家は評論家に似ていて、患者に対し責任が伴わないイメージがある。
責任者：担当する患者を必ず良くしてみせるという大きな荷を負っている。つまり患者に責任をもつということが社会に伝わりやすい。大きな責任には大きな対価が生じる。したがって、薬剤師は薬の責任者と称されるべきだと、筆者は思っている。

2.10 ● 蛋白結合置換術に挑戦してくれた治療センスを有する薬局薬剤師から学んだこと

　最初に、「ジクロフェナク坐剤-ナブメトン錠療法」や「ジクロフェナク坐剤-遊離脂肪酸療法」の蛋白結合置換術（p.50および巻末資料1参照）に興味を持ち、勇気をもって実際に本療法を施行してくれたのが、薬局薬剤師の友人であった。彼女は義父の変形性膝関節症の疼痛緩和のために、まずは「ジクロフェナク坐剤-ナブメトン錠療法」を、義父の1日の痛みの周期を考慮し試みてくれた。しかも、本療法の効果を最大限に引き出すことまで考えて、「ジクロフェナク坐剤-遊離脂肪酸療法」もベースに加えていた。それはどういうことかというと、空腹時に遊離脂肪酸は著しく増加する。つまり、間食させないように指導することで、増大した遊離脂肪酸によりボルタレン坐剤の成分であるジクロフェナクのアルブミン結合を、レリフェンと合わせて阻害できるのである。

　ここで彼女のすごいところは、次のことを考えたことだった。それは何かというと、「ジクロフェナク坐剤-遊離脂肪酸療法」に十分な効果が期待できなくても、本療法は、確実に体重を減らすことができる。それにより、義父の膝への負担が軽減しさらに良好な状態となり、義父もこれを実感し、間食しないことが習慣となった。以前は安静にしてどんどん食べて体重増加で、膝への負担という悪循環を抱えていたのだ。とにかく、薬学的分布診断法の診断結果がなくとも、彼女は義父を鋭く観察し、最良の方向に持っていくところに驚かされた。彼女が本療法を義父に試みた感想をメールで語ってくれた。その内容は、「鎮痛薬の種類によって、またその人のタイプによって蛋白結合のサイトが違うので、効果の出方には違いがあるようですが、間食抜きは誰でもお金をかけずに（むしろお金が貯まる）試せる方法だし、もし鎮痛効果の増強効果が現れなかった場合でも、膝に負担をかけない生活指導にはなっているので、とても良い方法だとつくづく感じました。これなら、アルブミンのタイプを見極める手段さえ持ち得ない私のような薬局でも応用できます。ただ、さらに厳密に効果アップをねらって投与設計する際に、個人ごとに検査（＝薬学的分布診断法）が必要かと思うので、今度お時間のあるときに検査手技をお教えいただけると幸いです」というものであった。私の生み出した蛋白結合置換術が、研究環境の整っ

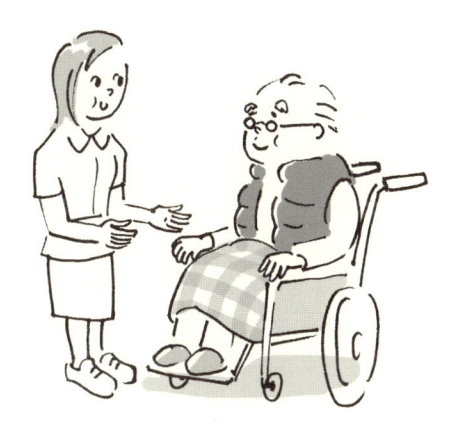

ていない薬局においても受け入れられたのだと思った（当然、その薬剤師の治療センスによるところが大きいことは言うまでもないことだが）。そのとき、大きな感動が込み上げてきたことを思い出す。

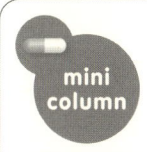

> **mini column**
>
> **在宅医療における薬局薬剤師と病院薬剤師や薬学部との連携**
>
> 　薬局薬剤師の在宅での技術向上のために、褥瘡治療を薬局薬剤師に指導する病院薬剤師がいる。彼は、褥瘡の創の状態を観察し、適切な軟膏などの選択や軟膏のブレンドなども行い、褥瘡のポケットなどのずれを見抜き、創を医療用のスポンジなどで固定し、軟膏が創からずれないようにして、短期間で褥瘡の治癒をもたらすのである（これは難治の褥瘡に対する薬術である）。現在、指導された薬剤師が褥瘡治療に貢献している。
> 　薬剤師の発展についてよく語り合う、友人の開局薬剤師がいる。彼は、地域の在宅医療推進の責任者として頑張っており（筆者も在宅医療推進のメンバーである）、彼は筆者と共同で在宅医療に役立つ研修会なども企画してきた。また、在宅で薬剤師が行う新技術、つまり薬術が薬剤師には必要だと筆者と考えが一致している。彼の思考はユニークなので、新たな薬術の方向性が見えてきそうである（だから彼とはとても楽しく酒を飲める）。彼の嬉しい口癖が「息子（薬局の後継ぎ予定）を君（筆者）の研究室へ試験管洗いに行かせるから、とにかく薬術を創ってくれ」である。

トホホ薬剤師

ボルタレン®坐剤の巻

　ときたま宿直時に遭遇する処方で、「ボルタレン®（ジクロフェナク）坐剤（50 mg）3個　分3　1日分」というのが薬剤部に送られてくる。すかさず病棟に電話し、多いのではと疑義照会する。その後、看護師がその薬を取りに来て、私に怒りを込めて言った言葉がある。それは「薬剤師さん、ジクロフェナク坐剤（50 mg）1日3個処方すると、すぐに減らすようにと電話してきますよね。患者さんの痛みが止まらないから1日3個必要なんですよ。減らして効かせる方法を教えてもらいたいもんだわ」というものである。この言葉は私のハートにぐさっときた記憶がある。これは、後の関節リウマチ患者の痛みに対する効果的な投与法である「ジクロフェナク坐剤–遊離脂肪酸療法」や「ジクロフェナク坐剤–ナブメトン錠療法」、すなわち蛋白結合置換術（＝薬術）を編み出すきっかけとなった（p.50参照）。

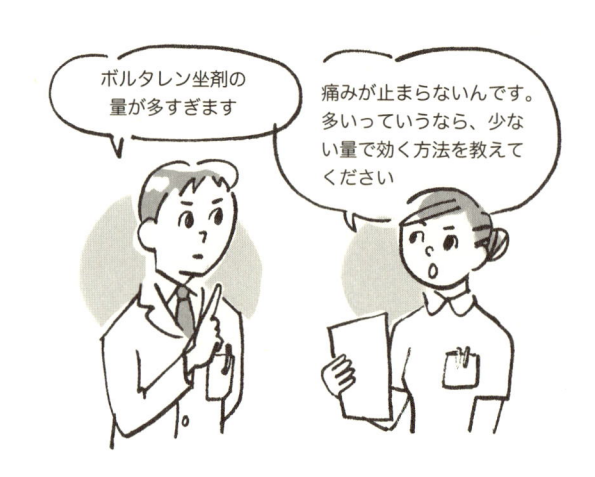

> ボルタレン坐剤の量が多すぎます

> 痛みが止まらないんです。多いっていうなら、少ない量で効く方法を教えてください

2.11 ● フェイススケールを用いた薬剤師のコミュニケーションスキル

　医療は技術力である。したがって、薬剤師は薬術を持たねばならない。薬術を持てば、コミュニケーションスキルを活かすことができる［医師の場合、コミュニケーションは診察（＝技術）時の見落としを防ぐために重要となっている］。筆者らは、フェイススケール（face scale、図2.8）を用いた薬剤師のコミュニケーションスキルの工夫も試みている。
　ここでは、その一部（筆者の経験）を紹介する。

(1) 病態の尺度に用いる場合
　ここでは、関節リウマチ患者さんの痛みに対してフェイススケールを用いた場合を説明する。全身の骨関節図の利用も推奨したい。
【フェイススケールと全身の骨関節図を用いた痛みの評価】
薬剤師：田中さん、今日はどのような具合ですか？
患　者：坐薬を入れても痛みが止まらないのよ。
薬剤師：そうですか…、どこが痛いですか？
患　者：最近はね、いくつか痛いところがあるんですよ。
薬剤師：それでは、それぞれの部分の痛みを評価させてくださいね。
患　者：いいですよ。
薬剤師：一番痛いところはどこで、どのくらいですか？
患　者：一番痛いところは右肩で、かなり痛いから8かな。
薬剤師：次に痛いところはどこで、どのくらいですか？
患　者：二番目に痛いところは右膝で、6かな。
薬剤師：次は……。
患　者：次はね……。

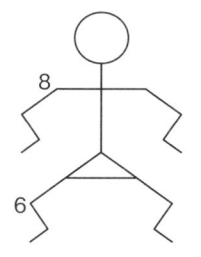

　なお、フェイススケールの鎮痛効果の指標は次の通りである。
　　0：まったく痛みがない
　　2：ほとんど痛みがなく、かなり快適な状態

4:軽度の痛みがあり、少しつらい
6:中程度の痛みがあり、つらい
8:かなり痛みがあり、とてもつらい
10:耐えられないほど強い痛みがある

　臨床においては0と2の区別がつかないため、筆者は図2.8に示すように、2から10までのものを使用していた。

　フェイススケールと全身の骨関節図を用いて、痛みの場所と程度を評価しながら、痛みの増強および減弱する時間帯も聞き取る必要がある。筆者はこのフェイススケールで除痛の程度を適確に把握し、工夫ある薬術を施行していた（症例は巻末資料1を参照のこと）。

　このフェイススケールは、眠気、吐き気、苦味および残尿感などの評価にも使用できる便利なものである。

（2）感情的にさせないように工夫する場合

　患者さんが種々の理由により会話が不可能な場合に、フェイススケールの使用は有効となる。

　例えば処置やリハビリテーション直後の患者さんと接する場合、患者さんは強い痛みを感じていたり体力の消耗が激しかったりするケースが多い。そこに、「薬剤管理指導業務に来たから、私の指導をしっかり聞きなさい」と一方的に強いるわけにはいかない。無理に会話することで、お互いの関係を悪化せる場合がある。すでに患者は悪い状態にあるのだから、ここには工夫を必要とする。「今はどんな具合ですかね」と言いながら、おもむろにフェイススケール（い

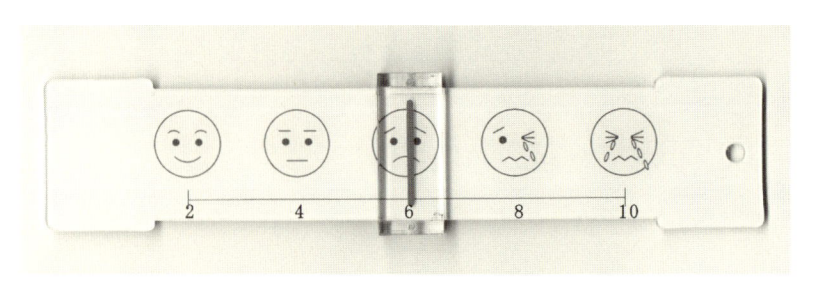

図2.8　フェイススケール

くつか種類があるが、特に愛嬌のある顔の表情を描いてあるもの）を取り出し、患者さんに見せて指差してもらう。きついところを指差したら「また、調子の良いときに来ますね」といって、にこやかな笑顔とともにその場を去る（空気の読める薬剤師になれる）。

患者さんに「今は勘弁してください」「きつくてとても話を聞ける状態ではないのよ」と言葉で言わせてしまうと、患者さんも"せっかく来てくれたのに、どうしよう"と後で悩むことになる。もちろん、医療スタッフとはいえ、患者さんの厳しい言動には心を痛めることになる。

また、これは、子どもと喧嘩したときの和解手段にも使える。言葉で言い合えば怒りの強弱が理解できないが、フェイススケールを出すと、怒りが1時間前より明らかにおさまっていることが明確となり、少しばかりその場を和ませる効果がある。

筆者は小児科における薬剤管理指導の経験はないが、この領域のコミュニケーション手段にも十分利用できると思っている。なぜなら、小児科や精神科では医療スタッフがユニホームを白衣以外（エプロンや漫画や絵のついたもの）にするだけで、患者さんの緊張を和らげる効果があるとされているからである。

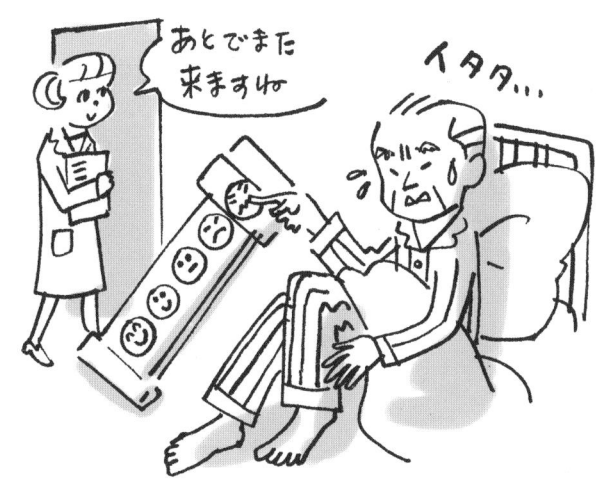

フェイススケールを指す患者、また来ますねと笑顔でその場を去る薬剤師。

Column 薬局薬剤師が重視すべき儀式性について

　薬局薬剤師は、セルフメディケーション支援や在宅医療において患者さんに対し重い責任を持つわけだから、もう少し患者さんに薬剤師もありがたい存在であることを強く認識してもらうことも重要である。それは何かというと、儀式性を高めるということである。同じことでも、やりようによっては患者さんのありがたみが大きくアップするものである。

　ここで例を挙げる。筆者が以前勤めていた大学病院のある診療科の教授の大回診には、准教授や講師および多くの医員および看護師、さらにX線やCT、MRIのフイルムを下から上に差し込むキャスター付の大型の投影機（シャウカステン）を、研修医が廊下に用意している。そのような大行列の状況下（当然、薬剤師が病室に入る隙間はない）、教授が金属の管の部分が黄金色の聴診器で患者の心音や呼吸音を聴くのである。その儀式性の高さに患者は荘厳なありがたさも実感しているに違いない。ちなみに、その黄金色の聴診器の性能は3万円ほどの普通の聴診器の性能と同じである。

　ということで、薬局薬剤師が在宅で患者やその家族の前で、おもむろに立派な桐箱に入った聴診器を出して聴診することも、重要なことかもしれない（このことをバカげていると思ってはいけない。現に、黄金の聴診器を使うその教授は、肝臓治療においてもその研究においても第一人者の先生だったからである。私なんか比べものにならないくらい立派で高名な先生である）。

　セルフメディケーション支援時に、薬局の構造上聴診が難しくても、血圧計、動脈血の酸素飽和度を非侵襲的に測るパルスオキシメーター、脇にはさむ必要はない高精度非接触体温計や携帯型心電図計などの非侵襲的医療機器を使用することで、有益な客観的データを手にすると同時に儀式性も十分高まる。そこで、重篤な副作用をたまたま早期に発見し命を救うようなことになったら、患者さんやその家族は感謝で感極まるに間違いない。私が患者あるいはその家族であれば、当然そうなる。

　私は、ここ数年、友人の薬局薬剤師からプレゼントしてもらった桐箱に入った模様入りの高級箸（大学の私の室に置いている）で昼食をとるようにしている。以前は100円で100本入りの割り箸で昼食をとっていたが、この高級箸で昼食をとるととても美味しく感じる。私にとっては、これも食事に儀式を取り入れた一例である。

　儀式性を重んじたセルフメディケーション支援や在宅医療において、薬局薬剤師が大きな社会貢献を成し遂げれば、薬局は病院の門前でなくても経営が成り立っていく。さらに、患者の健康（メタボリック症候群対策や禁煙対策、食に関する栄養バランスやアロマセラピー等）や美容（化粧品による皮膚荒れ等）の日

常的な悩みを解消してくれるところまでの力量を有するようになれば、門前にある薬局からブランド薬局へと変身が可能となる。このようになると、あのブランド薬局の横にたまたま建っている病院へ行こうかということになるかもしれない。

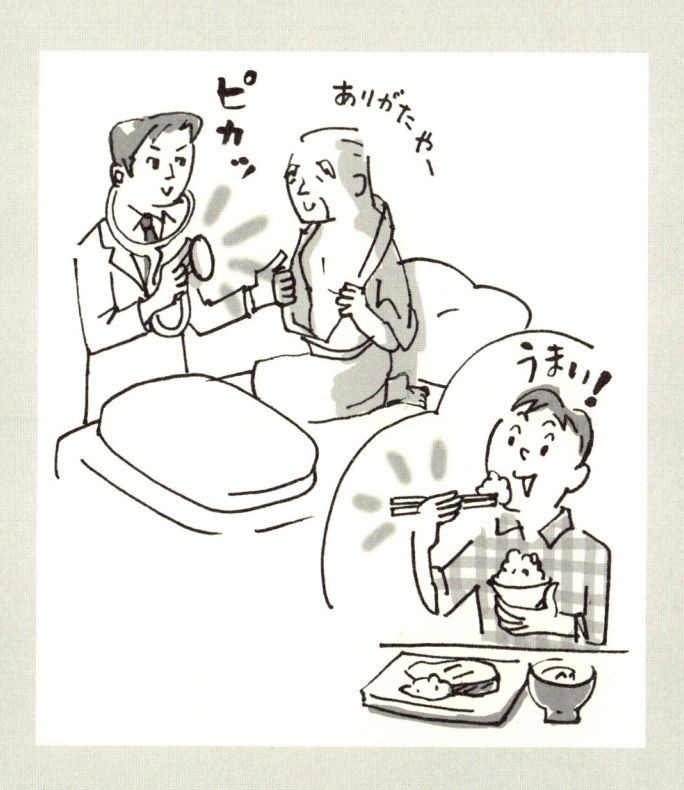

トホホ薬剤師

500 mL 注射用蒸留水の箱の巻

　仕事とは直接関係ない話である。ときたま、医師からお願いされて、薬剤師優位となる場面も存在する。それは何かというと、医師が「申し訳ございませんが、このたび他の病院へ出向することになり、荷造りのための箱を取っておいていただけませんか。特に 500 mL 注射用蒸留水の箱がありがたいです（なぜ、500 mL 注射用蒸留水の箱がいいかというと、ある時期からほとんどの点滴の補液の箱の規格が変わり、A4サイズの書類や書物を2列に並べて入れることのできるものは 500 mL 注射用蒸留水の箱だけとなっていた。この箱は非常に貴重であった）」という場合である。

　このとき、「なかなか箱が空かないので、中身を取り出して先生の分を確保しておきました」などと言って、箱の確保の苦労話と一緒に箱を渡していた。医師は「私のために箱を確保してくれて、本当にありがとう」と心から喜んでいたような気がする。箱集めは確かにトホホなのだが、相手が喜ぶのは嬉しいものである。たぶん、多くの医師は、病棟で上司（特に教授）からかなりのストレスを受けて仕事をしており、同職種間では特別扱いなどされないため、薬剤師からの箱の提供は、素直に嬉しかったに違いない。この時期、大学を去るのは医師だけではなく看護師や事務官などもいるため、頼まれると断れない性格の筆者は、さらなる箱集めのトホホ状態に陥るのであった。これにより、薬剤部を退職する薬剤師も箱が集まらず、トホホだったに違いない（笑）。

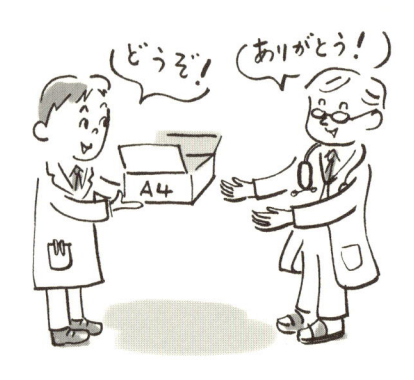

3章

これからの
薬剤師養成

これまでの薬剤師養成課程において学生が学んだものは、知識のみに偏った"受身の薬学"であった。今こそ、全薬学教員と次世代を担う指導薬剤師との共同体制で薬術を創出し、その薬術を盛り込んだ"攻めの薬学"を学生に教える時期が来ている。

新たな薬剤師養成は、薬学6年制ありきで進んだ経緯があり（簡単にいうと薬学4年制のカリキュラムのボリュームを増やし、それにコミュニケーション学習と5か月間の実務実習が上乗せされた形）、どうすれば臨床能力に長けた薬剤師を養成できるのかという本質の議論は行われることはなかった。つまり、その議論はそれぞれの薬学部に任される形になったのである。
　そのようななか、6年制教育はスタートしたのである。ここでは、現状の薬学教育制度について概説するとともに、今後より良くするためにどうしていくべきなのかを考えてみる。

［現状］

3.1 ● 薬学教育制度の概要とカリキュラム例

（1）薬学教育制度

　まず、薬学教育制度の概要について述べたいと思う。2006年度（平成18年度）より、学校教育法が改正され、大学の薬学教育制度ならびに薬剤師国家試験制度が変わった（表3.1）。そして、大学での薬学教育制度が4年制から6年制にどのように変わったのかを示したものが図3.1である。
　薬剤師国家試験受験資格は、6年制学部を卒業した者だけが取得でき（4年制学部＋2年修士を卒業しただけでは取得できない）、そして6年制学部では実務実習制度の拡充、医療薬学教育の充実、一般教養の充実が行われた。

表 3.1　薬学教育改革

平成18年度より学校教育法が改正され（平成16年5月21日公布）、大学の薬学教育制度及び薬剤師国家試験制度が変わりました。 ①**薬剤師養成のための薬学教育は6年制となりました。** 　医療技術の高度化、医薬分業の進展等に伴い、高い資質を持つ薬剤師養成のための薬学教育は、学部の修業年限が4年から6年に延長されました。 ②**多様な分野に進む人材の育成のため、4年制の学部・学科も置かれています。** 　4年制学部からは、大学院へ進み、製薬企業や大学で研究・開発に携わる人材をはじめとして、薬剤師としてではなく、薬学の基礎的知識をもって社会の様々な分野で活躍する多様な人材が輩出されることが期待されています。

③薬剤師国家試験受験資格が変わりました。

学校教育法の改正に伴い、薬剤師法も改正され（平成16年6月23日公布）、薬剤師国家試験を受けることができるのは、原則として、6年制学部・学科の卒業者とされています。

ただし、4年制学部・学科の学生については、平成29年度までの入学者に限り、大学を卒業した後、薬学関係の修士又は博士の課程を修了し、さらに6年制学部の卒業生に比べ不足している医療薬学系科目や実務実習等の単位を、追加で履修し、6年制学部の卒業生と同等であると厚生労働大臣が個別に認める場合にのみ、薬剤師国家試験を受験することができるとされています。

（文部科学省HPより転載）

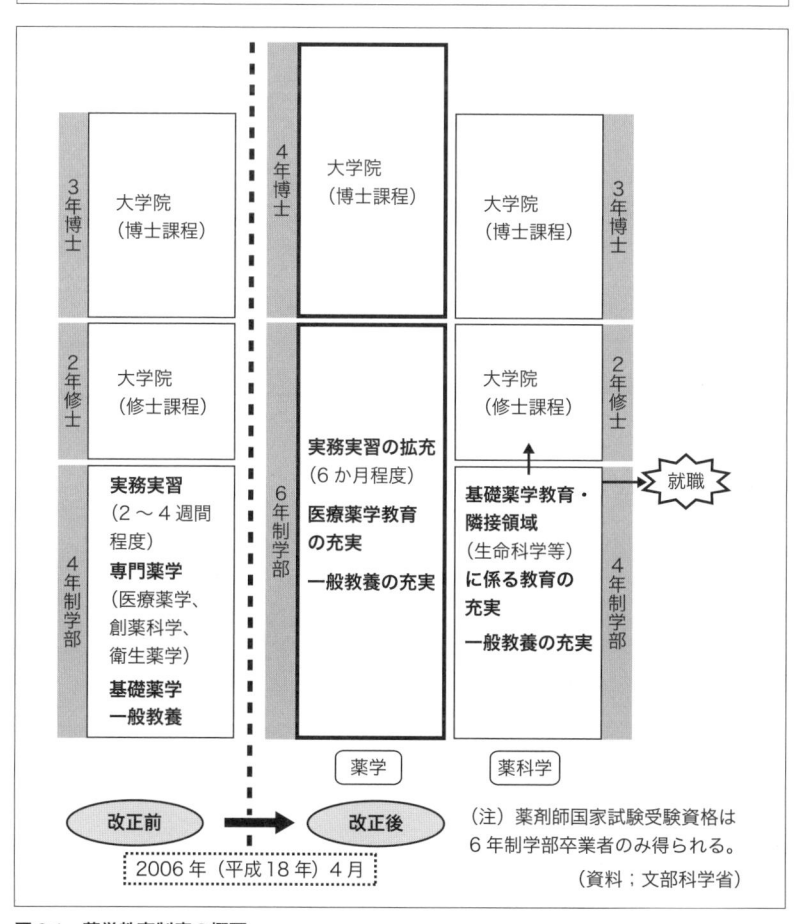

図3.1 薬学教育制度の概要

(2) カリキュラム

次に、筆者の勤める大学の薬学部の6年制カリキュラムの例を紹介する。

薬学6年制では、こんなに多くの科目を学ぶということを他の医療人はもとより、一般の方々へ知ってもらいたかったので、ここに提示した。（筆者は現時点において、このカリキュラムは良いものだと思っている。）

（薬学科：教育目標）

「患者を中心とした医療」を実践するために、薬学に関する高度な専門知識と技術を教授し、臨床に係る実践的な能力を培い、倫理観、使命感、実行力を有し社会で即戦力となる質の高い薬剤師の養成を目的とする。

専門教育科目

1年次	2年次	3年次
・薬学入門	・薬学と生命倫理 I	・薬学と生命倫理 II
・薬学数学	・無機化学 II	・有機化学 IV
・プレゼンテーション概論	・有機化学 II・III	・生物有機化学
・医療概論	・放射化学・薬品学	・反応有機化学
・無機化学 I	・分析化学 II・III	・機器分析学
・有機化学 I	・物理化学 I・II	・応用機器分析学
・分析化学 I	・生化学 I・II・III	・細菌学
・基礎生化学	・ウイルス学	・細胞生物学
・薬用植物学	・生物統計学	・天然医薬品化学 I
・機能形態学 I・II	・生薬学	・東洋医薬学
・環境科学	・和漢薬学	・生理・薬理学 V・VI
・(自) 薬学数学演習	・機能形態学 III	・応用薬理学
・(選) 早期体験学習	・病理学	・免疫学
	・生理・薬理学 I・II・III・IV	・衛生化学 II
	・衛生化学 I	・臨床検査学
	・身体の特殊な働き	・薬物代謝学
	・薬剤学 I・II	・公衆衛生学
	・薬化学実習	・薬局方概論
	・分析学実習	・薬剤学 III
	・基礎生化学実習	・製剤学
	・(選) くすりの歩み	・調剤学
	・(選) 薬学英語 I	・薬物動態学 I・II
	・(選) 基礎薬物動態学	・薬物治療学 I・II
		・生薬学実習
		・生化学実習
		・基礎薬理学実習
		・薬理学実習
		・薬剤学実習

		・衛生薬学実習 ・（選）医薬情報学

4年次	5年次	6年次
・コミュニケーション演習 ・医薬品化学 ・遺伝子工学 ・腫瘍治療学 ・天然医薬品化学Ⅱ ・漢方治療学 ・臨床医学概論 ・薬物治療学 　Ⅲ・Ⅳ・Ⅴ・Ⅵ ・一般用医薬品学 ・医事法学演習 ・薬事関連法規Ⅰ ・基礎薬学総合演習 ・実務実習事前学習Ⅰ ・実務実習事前学習Ⅱ ・（選）医薬情報学演習 ・（選）薬学英語Ⅱ ・（選）食品栄養学 ・（選）栄養管理学	・特別研究Ⅰ ・実務実習Ⅰ ・実務実習Ⅱ ・（予）薬局経営管理学 ・（予）一般用医薬品学演習 ・（予）食品医薬品相互作用論 ・（臨）セーフティマネージメント演習 ・（臨）先端医療学 ・（臨）病院薬学演習 ・（選）乱用薬物・毒物学 ・（選）漢方治療学演習	・薬事関連法規Ⅱ ・治療コーディネーター論 ・薬学総合演習Ⅰ・Ⅱ ・特別研究Ⅱ 薬局と病院 11週ずつの実習

4年次の実務実習事前学習ⅠとⅡ、および5年次の（臨）病院薬学演習で、シミュレータを用いたフィジカルアセスメントおよび薬術を教えている。

基礎科目

1年次	2年次	3年次	4年次
英語Ⅰ・Ⅱ メディアリテラシー 情報処理入門 エンカレッジ教育 キャリア教育 コミュニケーション論 外書講読Ⅰ 理科系作文法Ⅰ・Ⅱ 法学Ⅰ・Ⅱ	外書講読Ⅱ 総合学習Ⅱ （選）情報処理演習 （選）国際保健福祉論 （選）国際人道援助論 （選）人間関係論 （選）哲学	外書講読Ⅲ 総合学習Ⅲ	
生物学Ⅰ　　（自）化学演習Ⅰ・Ⅱ 物理学Ⅰ　　（選）QOL概論 化学Ⅰ　　　（選）人間の尊厳 総合学習Ⅰ		（選）日向国地域論 （選）生物学Ⅱ （選）物理学Ⅱ	（選）化学Ⅱ （選）倫理学 （選）心理学

（九州保健福祉大学薬学部2009年度入学生用カリキュラム）

・無印は必修科目、（臨）は臨床薬学コース、（選）は選択科目、（予）は予防薬学コース、（自）は自由科目

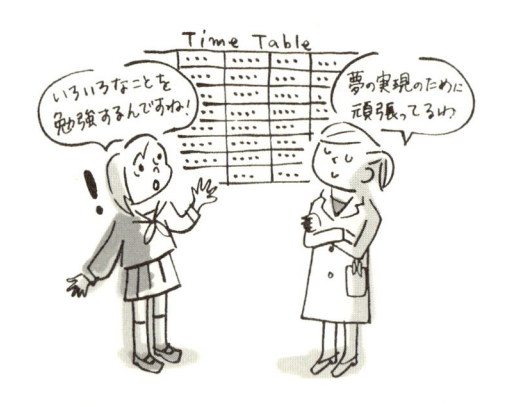

3.2 ● 実務実習制度の拡充

　薬学教育には4年制の時代から、「コア・カリキュラム（略称コアカリ）」というものがあった。大学や学部単位において、修得すべき知識、技能、態度等を明確にし、到達目標やそのために必要な授業単位数を定めたもので、日本薬学会により作成された薬学教育モデル・コアカリキュラム（2002年8月）と、文部科学省で作成された実務実習モデル・コアカリキュラム（2004年2月）の2本立てとなっている[*1]。

　6年制になるにあたっては、この4年制時代に作成された「コアカリ」を参考にしながら、各大学において、主として「実務実習」、「医療薬学教育」および「一般教養教育」の充実を図った新しいカリキュラムを各大学が策定している。4年次には、薬学共用試験[*2]であるCBTとOSCEが行われ、それに合格しないと実務実習に参加できないという仕組みになった。そのCBTは、コアカリをもとに出題されており、現在各大学においては、そのコアカリをもとにカリキュラムが編成されて教育が行われているということになる。一方、OSCEの内容は臨床系実習で行われている。

　以下、6年制教育で重視されてきている実務実習とコミュニケーション能力について、思うところを述べることとする。

（1）実務実習

　6年制では、5年次に、病院と薬局に11週間ずつの実務実習を行う。実習は、

学生にとって貴重なことをたくさん経験できる機会である。
　実習を無事終えて大学に戻った5年生は、久しぶりに再会した友達と実習先の話で盛り上がる。

薬学生A子：実習、どうだった？
薬学生B子：失敗しちゃいけないと、毎日ドキドキだったよ。
薬学生A子：私も。指導してくれた薬剤師の先生たちは、仕事が早くて的確で、ついていくのに精一杯だった。
薬学生B子：先生たちって、さすがプロって感じだったよ。
薬学生A子：うん。仕事ができる感じで素敵だった。
薬学生B子：それから、なんと言っても、実際の仕事を経験できて、とても良かった。
薬学生A子：うん。机上とはやっぱり違うね。実践で学べるって、たいへんだけど、とても身につくし、楽しかったし、大学に帰りたくなくなったわ。
薬学生B子：私も。
薬学生A子：そうそう、実習先の先生方は勉強する場所も用意してくれたうえに、優しく丁寧に教えてくれたわ。
薬学生B子：私のところもそうだった。

....

＊1　薬学教育の「コアカリ」は、①6年制薬学教育に特化した内容とすること、②現在の薬学教育モデル・コアカリキュラムと実務実習モデル・コアカリキュラムの2つのコアカリを関連づけて1つのコアカリとして作成すること、という目標のもと改訂作業が進められ、2015年度の入学生から新しいコアカリが適用される予定となっている。

＊2　**薬学共用試験**：薬科大学・薬学部の6年制教育のなかで、5年次以降に行われる病院・薬局などの医療現場での実務実習では、薬剤師の指導・監督のもとに、薬剤師としての実践能力の修得が行われる。薬剤師資格を持たない薬学生が実務実習を行うには、学生の知識や技能・態度が一定のレベルに到達していることを保証する必要がある。そのための試験が薬学共用試験である。薬学共用試験センターは、実務実習を行う施設や社会に対して実習生の質的保証を行うという重要な使命のもとに、中立公平な立場で試験を実施している。
　薬学共用試験は、全国の大学で統一された試験であり、主に知識を評価する客観試験**CBT**（Computer-Based Testing）と、実技を通して主に技能・態度を評価する客観的臨床能力試験**OSCE**（Objective Structured Clinical Examination）の2種類の試験より成り立っている。

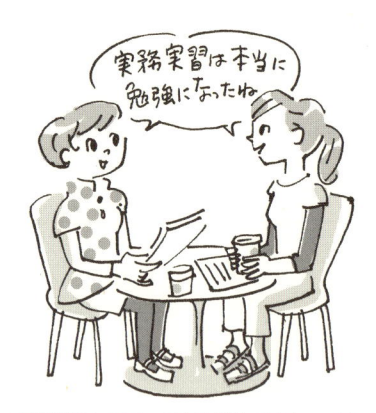

実務実習から戻って来た学生のおしゃべり。

そのような会話に、筆者が加わる。
筆者：それは良かったね。それで、一つ聞きたいんだけど、ものすごく感動したこと教えてよ。
薬学生A子・B子：……うーん。すぐに思い出せないので、ちょっと考えさせてください。
ここで多くの学生が実務実習において感動を味わったのであれば、「薬剤師が主役の感動ドラマやドキュメンタリーは数多く存在した」に違いない。

(2) コミュニケーション能力

　薬剤師養成にとって最も重要なことは何か。これを考えるとき、私は医学(あるいは医者)の歩んできた経緯を真剣に分析して、答えを探すことにしている。
　医学教育において、近年、特に重要視されてきているのがコミュニケーション能力である。ここ数年、他人とまともに話せない医学生が増えているらしく、これでは医者は務まらないので、大学教育において彼らのコミュニケーション能力の改善を試みようとしているのである（ただし、これは、人間的に問題がない医学生であるというのが前提。そもそも人間的に問題がある医学生にコミュニケーション能力を無理矢理に仕込んで、正常に見える医者として世に送り出されても困る。これは薬剤師とて同じこと）。
　しかし、このコミュニケーション能力の問題は、もっと根深い別なところに

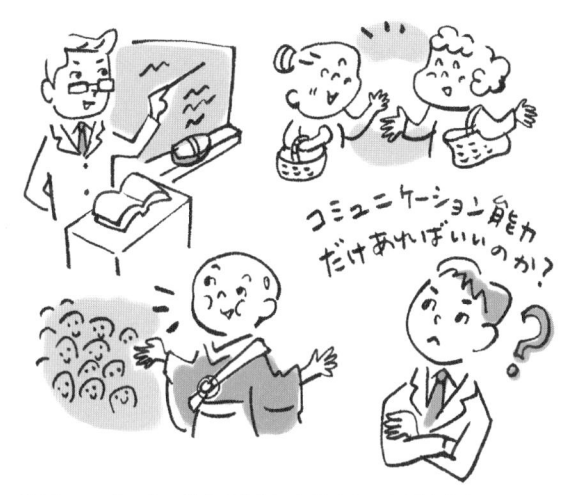

薬剤師の目標　心理学者や牧師、お坊さん、おばさま？

も着眼点があると私は分析している。それはどういうことかというと、医者は体得してきた高い医療技術を一方的に患者へ施行し、患者の意見を聞こうとしないものが多かった（たとえば、喉頭がんにおいて、声を失いたくないという患者に対し、声帯を切除しなければ助からないとして、強引に手術をして治してきた経緯など。"患者を診ずして病気を診る"という従来型の医者の姿勢）。つまり、医者の歴史にインフォームド・コンセントを無視して医療を行ってきた経緯があり、医者はコミュニケーション能力の必要性を特に感じてこなかったと分析すべきである。これはまさに、医者が高度な医療技術を持ち得たからこそ生じた問題だと言える。

　それでは、薬剤師はどうかというと、悲しいことに現段階において、これといった臨床センスの投入された高度な薬剤師技術は存在しない。つまり筆者は技術力がない段階で、コミュニケーション能力の重要性ばかりが強調されることを危惧しているのである。

　もし、このまま、薬剤師側の臨床センスの投入された高度な技術を開発できないまま、コミュニケーション能力の重要性だけが先行すると、薬剤師の目指す究極は心理学者や牧師あるいはお坊さん、もっと進むと、コミュニケーション能力に長けた普通のおばさんやおじさんでよいことになってしまう。

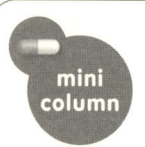

> **mini column**
>
> **4年制学部に対する医師の意見**
>
> 薬学教育制度について、数名の医師（3名）と歯科医師（1名）に話したことがあった。彼らは、薬学部の中に6年制以外の4年制学部（薬科学）という、研究・開発に特化したコース（薬剤師の受験資格が与えられない）があることに、とても驚いていた。筆者はこの4年制が医療関係者にまったく浸透していないことに驚いた。彼らの認識では、薬剤師の免許が取得できない薬学部は意味がないということだった。筆者はp.72表3.1②の内容（多様な分野に進む人材育成のため、4年制の学部・学科も置かれている）を説明したのだが、彼らは皆、「研究したければ一度薬剤師になってからで十分間に合う、そのほうが良い研究者が育つ」と言った。つまりiPS細胞の山中教授（臨床医から基礎研究者）は良い例であるとのことであった。その他においても、レベルの高い研究を行っている臨床医は数多く存在することをあげていた。そういえば、筆者と共同研究をしている医師（眼科医院を開業している院長先生）は、自身の手術の腕はさることながら、研究にも熱心で、業務と研究の二足のわらじで多忙な中、国内はもとより国際学会での講演も行っている。以上の貴重な意見を踏まえたうえで、今後、4年制学部は薬剤師免許がなくても医薬品などの研究・開発やさまざまな分野で大活躍できることを社会に証明していかねばならない。**とにかく、4年制学部にもがんばってほしい。**

［今後に向けて］

3.3 ● 薬学部のこれから　～臨床能力に長けた薬剤師を養成するために

(1) カリキュラムの再検討

　臨床能力の向上を目指す薬学6年制教育を、今までの薬学教育の枠の中に組み入れる形で構築したこと自体に、無理があったと私は感じている。本来であれば、医学教育や看護教育が組み込まれている医療枠の中で、薬学6年制教育を再構築すべきであったはずである（図3.2）。

　社会あるいは文部科学省や厚生労働省から、「薬学も6年制になったのだか

図中:

現在の薬学6年制教育	本来やるべき薬学6年制教育
医療枠（医学教育・看護教育）と薬学枠（薬学6年制教育）が分離	医療枠の中に医学教育・看護教育・薬学6年制教育が重なる
臨床能力の向上は期待できない	臨床能力の向上が期待できる

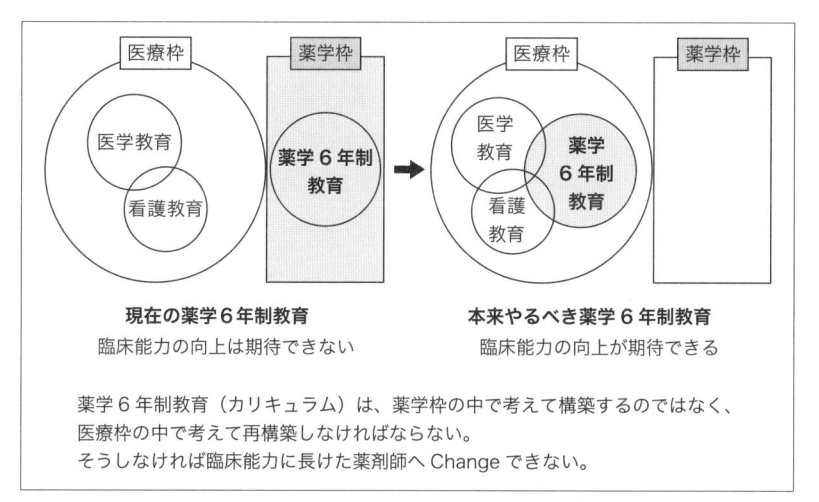

薬学6年制教育（カリキュラム）は、薬学枠の中で考えて構築するのではなく、医療枠の中で考えて再構築しなければならない。
そうしなければ臨床能力に長けた薬剤師へChangeできない。

図3.2 現在の薬学6年制教育と本来やるべき薬学6年制教育

ら、"臨床能力に長けた薬剤師養成"を早急に行いなさい」と言われても、それは、100年以上薬学部が成し得なかった永遠の課題であったわけであり、そんなに簡単な話ではない。

　この無理な話を現実にするには、薬学6年制のみを掲げる大学の薬学教員自身が、"高い臨床能力を有する薬剤師の養成"には、どうすればいいのか、真剣に考えることが必要である。

　医師と同等に大発展できたはずの薬剤師がなぜそうなれなかったかというと、最大の原因は従来の薬学教育にあると言い切ってもよい。私の学生時代は薬学部に医療など存在していなかった。このため、私は病院薬剤師となってからも、患者を"治すマインド"が36歳まで欠落していた（ひょっとすると一生涯その欠落に気づかなかったかもしれない）。医療の現場であるはずの大学病院薬剤部で働いていても、"治すマインド"の欠落に気づかないのである。筆者は気づかないどころか、大学病院薬剤部では、一生懸命薬剤業務をこなし、頑張って空けた時間を研究にまわし実績をあげることのできるものが有能な薬剤師であると錯覚していた。これは薬学研究者による薬剤師養成の時代があまりにも長すぎたための弊害である。この弊害を取り除くためには、全国の薬学6年制学部に関係している薬学教員に患者を"治すマインド"を理解してもらう必

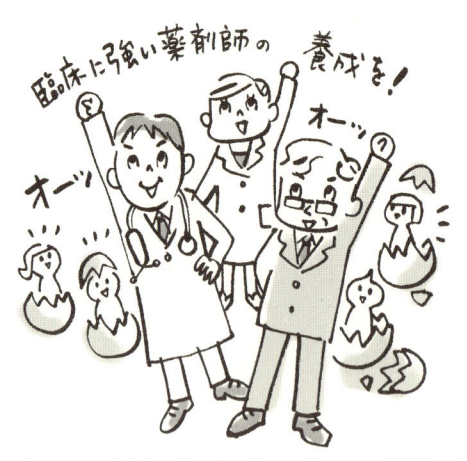

6年制の薬学教員全員が「臨床に強い薬剤師の養成」を目指して一丸となって頑張る。

要がある。まずは自分たちの父や母あるいは子どもなどの親族が病気であれば、そこに自分たちの学問をどのように活かすべきかを薬剤師の立場で真剣に考えてみてはどうだろうか？　某国立大学の化学系教授が、父親のがんの痛みを止めてあげたいということで、筆者に数回連絡してきたことがあった。"治すマインド"をもっておられる先生だと思った。

(2) 目の前の患者を救う薬学的技術力

ここで医学部のカリキュラムを考えてみる。

医学部は元来、"目の前の病める患者の治療をどう行うべきか"という視点から医学教育が構築されてきた。しかし、薬学教育には、"目の前の患者を治す"という視点がなかった。では、どういう視点だったかというと、医薬品の供給を自国で行うということであった。つまり、戦争などで他国からの医薬品供給が止まることを想定したからである。しかし、自国の平和が確保されてからは、自国での医薬品供給が創薬を目指すという強い想いをもたらすことになったと推察する。

過去の薬学教育がどうであれ、現在の薬学6年制を何が何でも成功させるために、私が主張したいことは以下の通りである。

薬学6年制が一番に担うものは、「**薬物治療において患者の苦しみを抜いて**

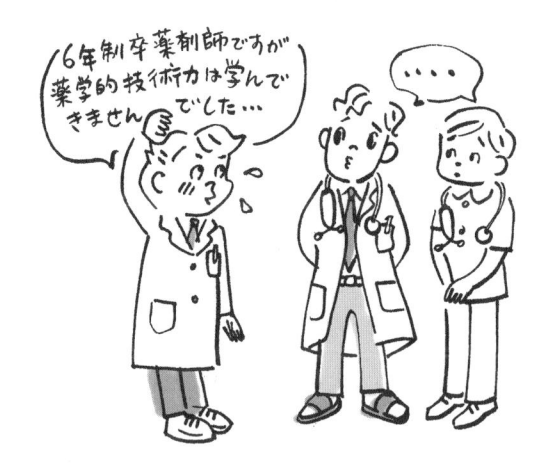

楽を与えることのできる、臨床能力に長けた薬剤師を養成すること」にある。24時間待ったなしのフルタイムで展開される患者治療の本質に薬剤師が食い込むためには、この薬剤師養成を避けて通ることはできない。

　この薬剤師養成には、**既存の薬学の幅広い知識を丁寧に教え、学生に修得させてもあまり効果がない**ことを、現段階において薬学教員は認識しなければならない（これに関し、筆者と共同研究している、20年間の開局薬剤師のあと医師になった方がおり、その先生は筆者に「医学教育は臨床に直結することを教えるが、薬学教育は臨床に直結しないことを教えすぎだ」とよく言われる）。実践に通用するものは薬学的知識力だけでは到底無理で、薬学的技術力が必要なのである（研究を考えればすぐに気づくことである。研究には知識が必要となるが、そこには実験を行うための技術がなければ研究は成立しない。しかもその技術には熟練を要する場合が多い）。

　特に、臨床未経験の大学教員（＝基礎薬学系教員）（大半の大学では約8割を占める）にこそ、強く認識していただきたい。もちろん基礎薬学は大切だが、その学問の目的が薬術を生み出す方向にあるかどうか、よくよく考えていただきたい。その学問が薬術を創出する方向にあれば、その学問は図3.2（p.81）に示した薬学枠から脱皮し、医療枠で再構築できたことになるのである。薬物動態学の一部は医療枠で再構築されTDM（p.55参照）となった。

(3) 薬学部の研究成果が薬剤師技術へ向かわない現状

　私は、実習や講義で、薬剤師技術の発展を妨げた最大の理由（私の考え）を学生に熱く語ることにしている。このとき、少数の学生の表情が真剣なものとなる。その内容は以下の通りである。

　医学部の基礎および臨床研究は最終的に医師のための技術を創り出している場合が多い。例えば数多くの大学病院で行われているそれぞれの高度先進医療の実践を見れば一目瞭然である。それに対し、薬学部の研究はというと、個々の先生方の興味による研究が多い。それについて悪いと言っているわけではない。ただ、薬剤師の技術に先生方の研究をどう活かすかを一生懸命に考えようと訴えているだけである。

　さらに学生に、あるドキュメンタリー番組をもとに「薬学部研究が薬剤師のための新技術にならない典型例」を考えてもらう。その番組の内容は、以下の通りである。

　某超有名大学薬学部の優秀な先生（年代は40代前半）が、がん細胞に新規のプローブを添加するとそのがん細胞が光を発するようになるという研究を、ある学会で発表していた。そこにたまたまアメリカで研究している日本人医師が一時帰国して、その発表を聴いていたのである。その医師は、発表していた薬学部の先生にこう言うのである。「君がすべてのカギを握っている。私は内視鏡より、そのがん細胞だけに光る君の開発している新規のプローブを胃の中に散布し、光るところだけを内視鏡で取り除くことを考えているんだ。どうだい一緒にやらないか」。これにより2人の共同研究が日本とアメリカで始まることになった。薬学部の先生は一生懸命頑張り、ついに、動物実験において内視鏡を覗いただけでは区別のつかない小さながんを数分で鮮明に光らせる新規プローブ開発に成功し、2人はアメリカの医師の研究室で手を取り合いながら喜ぶのである。さらに、薬学部の先生は、帰国後その成果をもって日本消化器学会の会長の教授室を訪ねる。そこで、その会長より「これは消化器の内視鏡術に革命を起こす。本当にすごい」と称賛を受ける。というドキュメンタリーである。

　この時点で、勘のいい学生は私が何を言いたいのかすぐに気づく。これで、お医者さんのための高度な内視鏡術ができあがった。薬学の先生のおかげで。

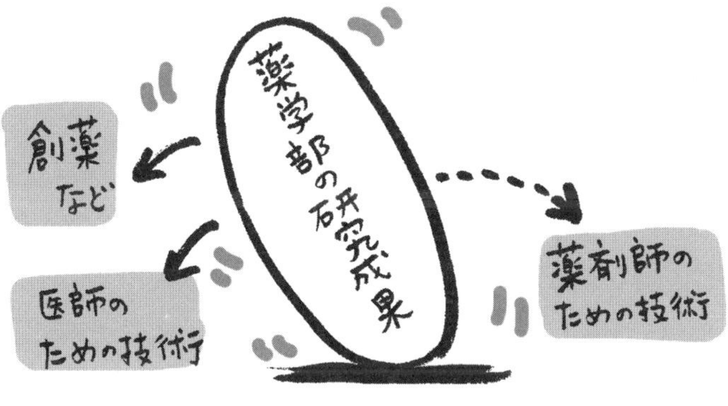

[図：薬学部の研究成果 → 創薬など／医師のための技術／薬剤師のための技術]

患者さんとお医者さんのためには本当に良かった。これで、お医者さんは、誇りとなる新技術を手にでき、さらに高い保険点数も転がり込んだあげく、患者さんからは神様のように慕われる。本当に良い話である。

しかし、この研究は薬剤師の新技術（薬術）にはならない。**薬剤師養成のために頑張っているはずの薬学教員の研究の成果が、薬剤師側に向かわず医師側に向かう。**私は、学生に言う「この薬学の先生はとても優秀で素晴らしい。薬学側の我々にとって誇れる人材である。ただ、この先生が薬剤師を目指す薬学生の将来を考え、この素晴らしい頭脳を薬剤師の新技術開発（＝薬術創出）のために発揮してくれたら、私は、もっと褒めてあげるのにね」。ここまでくると、なぜ薬剤師技術が進歩しなかったのかということに、すべての学生が気づくようだ。

（4）薬学部は薬学的実践技術（薬術）を開発し、学生に教えよ
　　〜「薬学臨床技術導入学」

　例えば、医学部では多数の臨床系教員（臨床医兼教官）が医学的技術を創出し、その技術を医学生に教え、さらには研修医制度のもと、医師免許の取得後も指導が続く。そういう指導体制のもとで、医学の診察技術や治療技術は進歩してきたと考えられる。

　考えていただきたいのは、「今後も薬術の創出やその指導を医療現場の指導薬剤師のみに任せていいのか」ということである。

　そのような無責任なことを薬学部が今後も続けるならば、ますます薬剤師の

　　　　　　　　　　　基礎系教員　　　薬学生　薬剤師

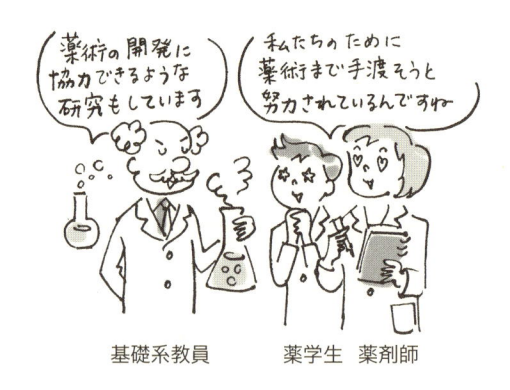

技術力は、医師の技術力に遅れをとってしまうことになる。
　基礎薬学系教員は臨床系教員や指導薬剤師と力を合わせ、薬術の創出に基礎的研究成果をどう組み込むかを真剣に考え、実行に移すときが今まさに来ている（これは私が主張するところの**"薬学臨床技術導入学"**である。p.87 Memo参照）。
　研究の世界においては常に競争が行われ、そこには勝者や敗者が必ず存在する。これまで24時間患者のそばにいる必要のなかった薬剤師は、踏んばらなければ医療人の中において敗者になってしまうかもしれない（現状として、病棟薬剤業務実施加算＊の対応は遅れており、薬剤管理指導業務は週1回しか施行されておらず、さらに重篤な患者に関して薬剤師の薬術を用いた関与は皆無である）。
　薬剤師を輩出してきた薬学教員は、この現状を早急に打開しなければならない義務がある。

....
　＊　**病棟薬剤業務実施加算**：薬剤師が病棟において病院勤務医等の負担軽減および薬物療法の有効性、安全性の向上に資する薬剤関連業務（病棟薬剤業務であり主な内容は投薬・注射状況の把握、医薬品安全性情報等の把握および周知ならびに医療従事者からの相談応需、患者が持参した薬の確認および服薬計画の提案、複数の薬剤を同時に投与する場合における投与前の相互作用の確認、薬剤の投与にあたり流量または投与量の計算等の実施などである）を行っている場合に、週1回に限り所定点数に加算する。ただし、病棟ごとに専任の薬剤師が配置されていることや、薬剤師が実施する病棟薬剤業務が十分な時間（1病棟・1週あたり20時間相当以上）確保されていることが前提である。薬学6年制卒の薬剤師が輩出された2012年4月に新設された。

薬学の研究成果を基に薬剤師のための新技術が創出されれば（＝薬術創出）、薬剤師側の医療を根底から変えることができる。つまり、薬剤師も医師同様、医療現場において不可能を可能にする職種となる。

Memo　薬学臨床技術導入学（薬術を創出する学問）とは

「薬剤師のなすべきことは、薬物治療において患者の苦しみを抜いて楽を与えることである」。ここから、薬剤師にとって必要不可欠な技術とは何かを見出し、その技術を完成させるために薬学の基礎および臨床研究の成果を薬剤師の臨床センスに合致した技術にまで高めていくものが、「薬学臨床技術導入学」である。つまり、薬剤師技術に命を吹き込むための学問である（薬術を創出する学問）。ただし、ここには"原理はローテクでも使いこなせばハイテクとなる薬剤師のための道具（薬剤師版聴診器のようなもの）"の開発が必要不可欠となる。

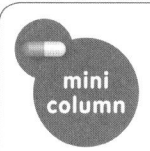

mini column　あこがれの薬剤師の存在が重要である

私は特別レスキュー隊員養成のドキュメンタリーを見た。凄まじい訓練風景の連続であった。とても通常の体力と精神力ではこの訓練を全うすることなど不可能のように思えた。このような中、一人の教官の話が耳にとまった。その内容とは、「私（教官自身）が、ここで訓練を続ける隊員の"憧れ"でなければならない。そうでなければ、彼らにとって、この苦しい訓練を全うする意義がないことになる」という内容のものであった。

まさに薬剤師教育にはこれが欠落しているのである。薬剤師の中には、医療においてあこがれの対象となるべき人材があまりにも少ない。とにかく「薬学を６年間学んだのに、結果的にこんなものなの？」と社会の人々から思われたのではすべてが終わってしまう。早く医学部同様、スーパードクター（天皇陛下の執刀医・順天堂大学の天野篤教授など）ならぬ、スーパー

薬剤師（＝名薬剤師）が誕生する下地を薬学6年制にも根づかせねばならない。

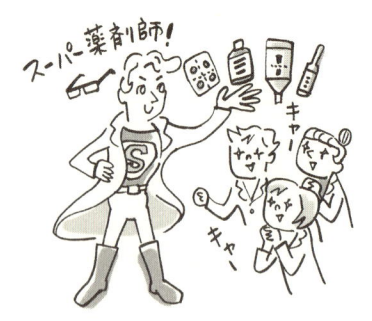

学生みんなのあこがれ　スーパー薬剤師。

（5）全国に存在するであろう薬術をすべて拾い上げる

　それと並行して薬学部がただちに行うべき重要なことは、どこかですでに薬剤師側の技術を開発し、その技術を用い薬物治療の実践において抜苦与楽の成果を上げている指導薬剤師（＝名薬剤師）の実践技術（＝薬術）をすべて拾い上げ、全国の薬学部でそれらの薬術を学生実習に導入し、習得させることである。この偉業は、まさに次世代を担う指導薬剤師と薬学教員とが、がっちり手を組まねば成し得ない。

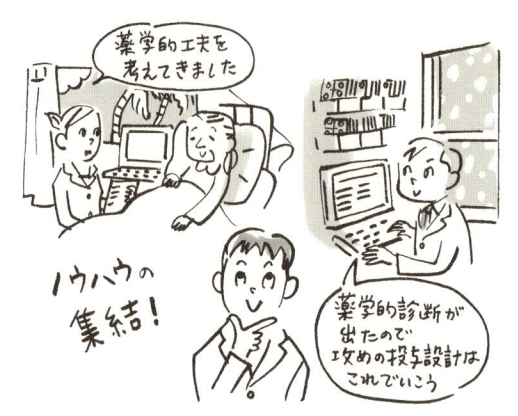

どこかにいる名薬剤師たちの創出した薬術の集結　→学生実習への導入

（6）受身の薬学から攻めの薬学へ

　薬学6年制による薬剤師養成は、薬学の制度をただ変えただけにとどまれば、4年制と何一つ変わらない。それはなぜか？　薬剤師の臨床センスが、現時点において薬学部の教育の中にほとんど存在していないからである。

　これまでの薬剤師養成課程において学生が学んだものは、知識のみに偏った"受身の薬学"であった。今こそ、全薬学教員と次世代を担う指導薬剤師との共同体制で薬術を創出し、その薬術を盛り込んだ"攻めの薬学"を学生に投入する時期が来ている。そして、近未来において、**"攻めの薬学"がもたらすものは、薬剤師に対し社会が決して与えようとしなかった"名薬剤師"の称号**であると私は確信している。

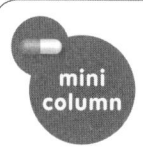

---

mini column

薬剤師の活躍が薬学部を繁栄させる

　これまで、臨床能力に長けた薬剤師教育など薬学部が真剣に取り組まなくても、薬学部の数は少なく、薬学生の人数も少なかったため、学生が薬剤師免許さえ取得してくれれば就職先は十分にあったのである。もちろん、ペーパー薬剤師やタンス薬剤師に対する再就職先も十分に存在した。これが、薬学部における臨床能力に長けた薬剤師養成の機運を低下させてしまったのである。

　ここで、全国の薬学教員に気づいていただきたいことは、医学部が繁栄する理由は、医師の高い技術に支えられたやりがいや生きがい、そしてそれに見合う収入と社会的地位が保障されているからである。医学部自体がすごいから繁栄するわけではない。（理学部からノーベル賞が多く輩出されているが、理学部の人気が上昇したという話は聞いたことがない。ちなみに2008年オワンクラゲの緑色蛍光タンパク質でノーベル化学賞を受賞した下村　脩先生は、薬学出身であるが、薬学部の人気も上昇することはなかった。）つまり、今後薬剤師が社会から抹消されるようなことがあれば、その養成機関である薬学部の存在など有り得ないのである。したがって、薬学部を繁栄させたければ、社会が認める臨床能力に長けた薬剤師を育成するしか策はない。

　それに関連して、2006年11月18日より開催された第21回薬剤師国際学会（FAPA）において、会長が「このままの薬剤師職能であれば、将来我々の存在はなくなるであろう」と述べられたことが、私の脳裏に焼きついている。

mini column

学生の実務実習の改善は、薬学教員と指導薬剤師の共同体制で

　今から7年前になるが、ちょうど6年制薬学部の体制が決まったころ、第126回日本薬学会（2006年の3月29日午後、仙台にて）で「次世代を担う指導薬剤師と教員との共同体制による学生実習の新しい視点」という3時間のシンポジウムのオーガナイザー（主催者）を大井一弥氏（鈴鹿医療科学大学薬学部・教授）と一緒に務めた。その際にまとめとして、以下の言葉を述べた。
　「薬学は薬剤師をまったく経験しない純粋な科学者が薬剤師養成を行ってしまった、他の職種を養成する学部では考えられない特殊な学部であったことを、もうそろそろ大学教員も薬剤師も社会も十分に認識し、それに対する改善策を今後"指導薬剤師と教員との共同体制による学生の実務実習"を通し模索すべきであると我々は思います。薬学は医学に引けをとらないサイエンスを持ちながら、医療技術において医学に大差をつけられてしまった現実を目の当たりにすれば、薬剤師養成において成功したのか、そうでなかったのかの答えはすぐに導き出せるでしょう。とにかく、"薬学教員"は薬剤師経験の有無に関係なく、薬学の誇らしいサイエンスに恥じない高い技術を有する素晴らしい薬剤師を"次世代を担う指導薬剤師"と共に育成しようではありませんか」。この言葉は、今でも薬学関係者全員に伝えたい言葉である。
　さらに、そのシンポジウムにおける最後の討論時に、40年以上病院薬剤師として勤務された年配の男性薬剤師から、薬学部の教員に向け「まだまだ、病院薬剤師の技術は低すぎるのです。どうにかしてください。お願いします」という内容の薬剤師の心に染み入る発言があった。この願いに、まだまだ薬学部は答えられていない。しかし必ず答えたいと思うのである。

3.4 ● これからの薬剤師はどう養成すればいいのか

　では、具体的にどのような形で薬剤師の養成を行えばいいのか、筆者の意見を述べる。

　チーム医療に貢献する臨床能力に優れた薬剤師養成を推進させるためには、今の薬学6年制教育に、

1）医師・看護師がすでに施行している技術に、薬学的な工夫を加えた技術
2）薬学の研究成果をもとに創り上げられた薬剤師独自の技術（薬術）

の2つを新たに実習に組み込むことが必要である。

　これにより、薬剤師が医師不足から派生するスキルミックス*の一端を担うのみにとどまることなく、薬剤師側の高度な技術までも患者に提供できるようになる。

　その具体的技術内容とは、

　　①医師や看護師による薬物投与に関する問題点を改善するための、薬剤投与技術
　　②重大な副作用の防止・回避と蘇生のための、フィジカルアセスメント技術（p.92 Memo参照）と、救急救命の技術
　　③チーム医療に大きく貢献するための、薬学的研究成果の投入された高度な薬剤師技術（薬学的診断法と攻めの薬物投与法＝薬術）

であり、これらの3つの技術を修得した薬剤師は、チーム医療の質を飛躍的に向上させるであろう（図3.3）。

　この中で、現在、大きなうねりとなって薬剤師技術に浸透しつつあるものが、②に示した「フィジカルアセスメント技術」である。

　本来、薬剤師側の究極の技術（薬術）といえる③は開発途上であるため、多くの薬剤師が施行できる状況にはない。したがって、すでに技術として存在する「フィジカルアセスメント技術」を、薬剤師が施行することが重要となる。これにより、患者さんに対して知識のみで対応してきた薬剤師側の医療に、技

　＊　**スキルミックス**：医師の業務を他職種に権限委譲したり裁量権の拡大を目的としたものではなく、各医療職で本来担う役割の中で重なり合う業務を責任をもって分担することをいう。それにより、医師の負担軽減が実現できる。

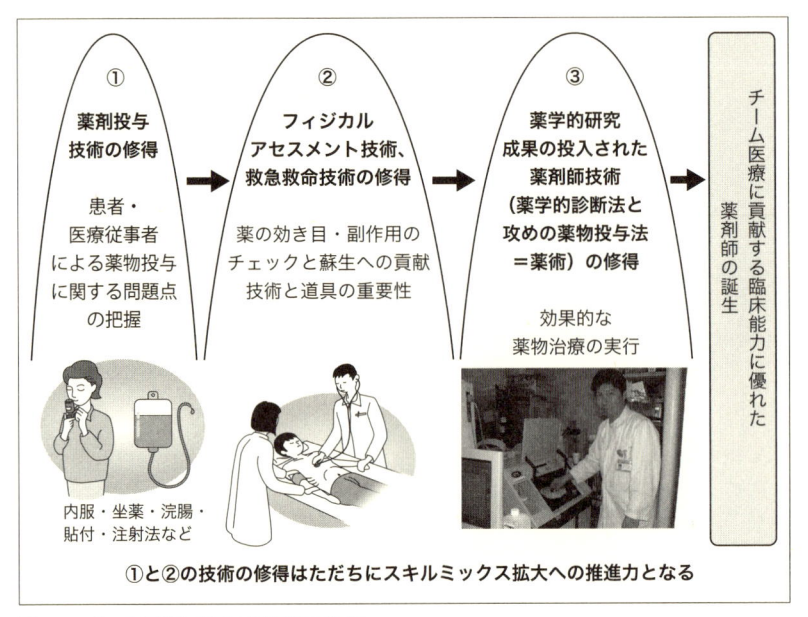

図3.3 チーム医療に必要な薬剤師の技術

① 薬剤投与技術の修得
患者・医療従事者による薬物投与に関する問題点の把握
内服・坐薬・浣腸・貼付・注射法など

② フィジカルアセスメント技術、救急救命技術の修得
薬の効き目・副作用のチェックと蘇生への貢献技術と道具の重要性

③ 薬学的研究成果の投入された薬剤師技術（薬学的診断法と攻めの薬物投与法＝薬術）の修得
効果的な薬物治療の実行

→ チーム医療に貢献する臨床能力に優れた薬剤師の誕生

①と②の技術の修得はただちにスキルミックス拡大への推進力となる

Memo　フィジカルアセスメント

●フィジカルアセスメント

患者さんを観察して対話を交わしながら、視診、聴診や触診などで患者さんの身体の状態を把握し評価することである。薬剤師がフィジカルアセスメントするメリットは、薬の副作用を発見して安全に薬を提供できることにある。フィジカルアセスメントの中にバイタルサインチェックは含まれる。

●バイタルサイン

バイタルサインとはVital（生命）のSign（徴候）という意味で、患者の"生きている証"というような意味合いも持ち、患者の生命に関する最も基礎的な情報である。一般にバイタルサインは、血圧、脈拍、呼吸、体温の4つの生体情報を指すが、これに救急医学領域では意識レベルを追加して、5項目として扱っている。それらをチェックすることをバイタルサインチェックという。

術力を追加することができる。

それだけにはとどまらず、図3.4に示したように、技術の必要性、技術を究めることの必要性、さらに進んで、薬剤師独自の技術（薬術）を創出せねばならぬという使命感が芽生えてくるはずである。そうなれば、薬剤師側の究極の技術である薬術が数多く完成し、多くの薬剤師がそれらの薬術を使いこなす近未来が訪れる。これで、すべての人々に必要とされる薬剤師の誕生となる。

欧米の薬剤師はやや高い地位を確立しているので、欧米の薬剤師教育を真似しようという動きもあるが、筆者は前記の技術①②③を取り入れた日本独自の薬学6年制教育を確立し、世界1位の技術力を持った薬剤師を輩出したいと願う次第である。

```
┌─────────────────────────────────────────────────┐
│ フィジカルアセスメント技術は、重大な副作用の回避・薬効評価に有効である │
└─────────────────────────────────────────────────┘
                        ↓
                   それだけではない
                        ↓
                  技術を究めることの喜び
                        ↓
     身体の音を見究める技術と、それを向上させるための聴診器の存在の必要性を知る
                        ↓
     脈を見究める技術と、それを向上させるための心電計の存在の必要性を知る
                        ↓
         患者を治すには新技術と、その技術を向上させるための道具の創出が
                  必要であることに気づく
                        ↓
       目の前の病める患者に対し、医学（医者）は治すための技術と
        それを向上させるための道具を開発していったプロセスを知る
                        ↓
     薬剤師には、患者の治療に対し究めるべき薬学的技術も、そのための道具
     （＝薬術：道具を用いて施行する薬学的診断法とそれに基づく攻めの薬物投与法）も
                あまり存在しないことに気づく
                        ↓
      患者を治すための薬術（新技術とそれを向上させるための道具）創出への使命感が
                  薬学生・薬剤師に芽生える
                        ↓
┌─────────────────────────────────────────────────┐
│        フィジカルアセスメント技術の実践教育は、              │
│   薬術の創出とその術を究めることの必要性を芽生えさせる原動力となる │
└─────────────────────────────────────────────────┘
```

図 3.4　フィジカルアセスメント技術（図 3.3 ②）の実践教育から得るもの

Column 在宅医療におけるフィジカルアセスメントの重要性

　在宅は先発完投型を目指し、看取りにまで立ち会う必要がある。中継ぎやリリーフでは、社会には認知されないのである。このことを、友人の薬局薬剤師（男性）が、私に熱く語る。もちろん同感である。この先発完投型を遂行するためにもフィジカルアセスメントを修得し、重大な副作用のできる限りの早期回避を実践しなければならない。ここで認識しておくべきことは、在宅医療とは病院から自宅に移して医療を行うだけのことである。自宅だから医療の質を下げていいわけがない。とはいっても、医療スタッフが毎日患者のそばにいるわけではない。だからこそ、薬局薬剤師は鋭い感性をもってフィジカルアセスメントを含む薬剤師側の医療を実践せねばならないのである（筆者らは、フィジカルアセスメントに関する研修会を数多く行っている）。

　フィジカルアセスメントに関し、薬剤師は医者ではないのだから、修得度はそこそこで良いなどという考えがあるが、果たしてその考えは正しいのであろうか。フィジカルアセスメントのなかで聴診器を使用する場面がある。一般に、病態が悪いほど心音・呼吸音は高音の奇妙な音を聴取することとなり、わかりやすい場合が多い。しかし、低音で聴き取りにくいものが重大なこともある。それでは、聴診器を当てているのに医者でないから薬剤師はその重大な低音を聴き逃してもいいのかということである。薬剤師は病態あるいは病気を診断するわけではないので、それでよいのだという考えも存在するが、在宅患者の異変に気づいてあげることは100％患者の利益になるわけであるから、普通の薬剤師が聴き取れない場合でも、聴き取れる薬剤師がいて、医師にそのこと（病態の異変）を報告すればよいのである。そもそも、薬の副作用を早期に発見しようとすればするほど、非常に微妙な音を聴き逃さないことが前提となる。つまり、患者の身体に聴診器を当てる行為は医師と同じことをするわけだから、その能力が医師より劣るより勝るほうが、患者にとってどれだけ大きなメリットになるのか考えればわかることである。医療において、医師以外の医療スタッフでもやっていいことは（例えば、聴診器を当てる行為）、常に医師以下の技量でよいなどということは間違っている。私が以前担当していた整形外科では、聴診器を首からかけている医師は一人もいなかったので、ほとんどの整形外科医は聴診に関する技量は高くないと思われる（多少の個人差はあれど）。つまり、関節リウマチ（RA）の治療薬であるメトトレキサートの副作用である間質性肺炎は、どう考えても整形外科の医師よりも薬剤師のほうが聴診器で見つけ出す頻度は高くなると思われる（薬剤師は、メトトレキサートを服用している患者の呼吸音の聴診を行う際、いつも捻髪音を聴き取ろうとしているので）。当然

それでよいのである。

　例えば、私が在宅で診てもらっている場合、薬による重大な副作用である間質性肺炎（見過ごされると数日で急激に悪化し、死に至る場合がある）の初期の徴候に聴診で気づいてくれる職種は、医師であろうが、看護師であろうが、薬剤師であろうが、はたまた、極端なことを言えば医療関係者でもないお医者さんごっこが好きだった親戚の叔父さんであろうが、だれでもよいのである。

　また、冒頭で在宅は先発完投型を目指すと言っていた友人の薬局薬剤師は、患者の訴えから"ただの胃腸障害"ではないと強く思い、胃腸科の専門病院の受診を勧めたのであった。それで、原発の大腸がんと肺への転移が見つかったのだが、結果的に治療がうまくいき（多分、もう少し発見が遅れていたら、命を落としていたに違いない）、現在でも元気に働かれており、非常に感謝されたようである。とにかく、薬剤師であっても患者の異変に気づいてあげることが重要なのである。

　さらに近未来では、在宅医療においても薬術（薬学の研究成果を薬剤師の技術まで高めたもの）を用いて、患者QOLの向上を目指さねばならない。薬術は薬剤師の限界を打ち破ってくれる。

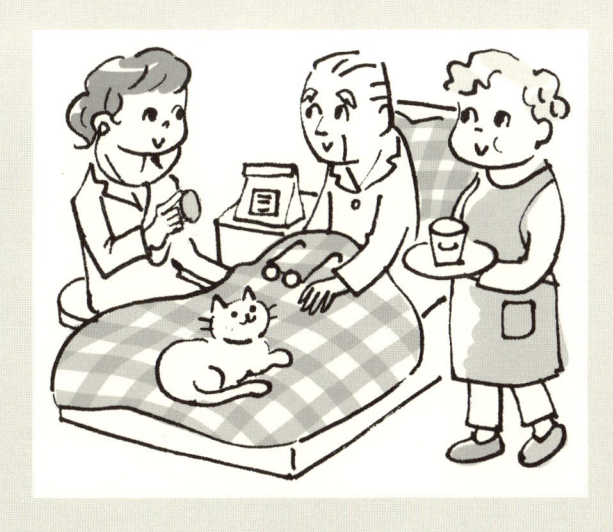

3.5 ● 薬学6年制を成功させるために
〜臨床能力に長けた薬剤師養成への取組み

　薬学6年制教育において、臨床能力向上に向けた薬剤師の養成を成功させるために、私が主体となって作成した申請書は、文部科学省の推進する"地域医療等社会的ニーズに対応した質の高い医療人養成推進プログラム（略称「医療人GP」)"に採択された（2006〜2008年度の3年間）。

　GP（Good Practice）とは、近年、国際機関の報告書等において「優れた取組」という意味で幅広く使われている言葉である。ちなみに、九州の薬学部、また全国の新設薬科大学からの単独申請で採択されたのは筆者が勤める九州保健福祉大学のみであった。以下に本取組の概要と事業内容を述べる（九州保健福祉大学薬学部のホームページ参照、http://www.phoenix.ac.jp/iryo_gp/index.html)。

　薬剤師のなすべきことは、薬物投与設計において患者の苦しみを軽減し、高い薬物効果を引き出すことにある。これまでの薬剤師4年制教育は、薬物治療の実践教育に重点を置いたものではなかった。現在、ベッドサイドにおいて医師と薬物治療の方針について協議できる薬剤師は極めて少数であろう。そこで、今回の申請では、病院薬剤業務の中で、特に医師から期待される臨床能力を持つ薬剤師を養成すべく、ベッドサイド実習内容の充実に焦点を当てる。これまでの実習を改善することにより、臨床能力に長けた実践型の薬剤師養成を目指すものである。そのために、バイタルサインや褥瘡の色や匂いにより最適な薬物投与計画を考えさせる教育システムの構築、また、医師の処方する薬の投与全般を検証し、臨床検査値より薬学的観点から判断を下し、薬学的診断を盛り込んだ薬物治療を考えることのできる教育システムを構築する。

　初年度の本事業の主な内容は以下の通りであり、次年度以降もフィジカルアセスメント技術と薬術に関して力を注いだ。

1）バイタルサインや褥瘡等の把握を目的としたフィジカルアセスメント人形や万能人形[*1]を用いて患者の全身状態のポイントを把握させ、その際の薬物投与の注意点についての検討

2）高機能生体シミュレータのスタン®*2や施行した蘇生手技を自動で記録するハートシムACLSトレーニングシステムを用いての救急医療における薬剤師の関わり方*3の検討

3）ベッドサイドで得た患者の問題点に対し、症例検討会形式による問題解決型を目指す臨床実習の確立のための検討（フィジカルアセスメント人形を利用し、常にファーマシューティカルケア*4を意識した実習を構築するため）

4）薬学的分布診断法（医学的観点からの臨床検査値を薬学的観点からの臨床検査値へと変換し動態学的診断を下す方法）の多岐にわたる臨床への応用について研究・開発を行う

5）すでに検討済みの薬学的分布診断法の手順とその薬学的診断の考え方を実習に組み込む

6）ベッドサイド実習において、実習用万能人形およびその付属機器を用いて内服、直腸、注射の投与方法を実際に行い、医師および看護師の仕事を体験させる実習の施行と検討

7）話すことのできない特殊な状態下でのコミュニケーション手段として、フェイススケールを用いた独特の薬剤師のコミュニケーションスキルの

---

*1　看護系の人形に注射の穿刺部位、胃瘻孔・腸瘻孔や褥瘡パッドなどを加えた薬学系の人形を同講座の德永仁准教授と共に考案し、共同開発した会社が発売した。この人形を「薬学さくら」という。

*2　**スタン®**：米国METi社製（販売：アイ・エム・アイ株式会社）の高機能患者シミュレータの名称。このシミュレータの特徴は、循環と呼吸の恒常性を保つために心拍、血圧および呼吸等を自動的に制御する機能を有している。また本シミュレータは、薬物動態パラメータを含むさまざまなパラメータがそれぞれ影響し合って作動するため、病態悪化時に薬剤投与や換気などの処置を適正に施行すると、生体の心機能や呼吸等のバイタルや心電図の波形が正常化に向かい蘇生を体験できるが、処置が適正でないと死も体験できる。

*3　薬剤師は病院における救命に直接関与することがなかったが、本来救急医療には薬剤師でも施行できる心臓マッサージ、バッグ・バルブ・マスクによる換気、投与薬剤の準備や投与時間の記録など、多くの仕事が存在する。

*4　**ファーマシューティカルケア**：患者のQOL（quality of life）を改善するという成果が目的であり、そのために責任をもって薬に関するケアを直接患者に提供すること。

検討

8) 非侵襲的な医学的検査機器（装置）から得られたデータを、薬学的にどう活かすかを考えさせるための実習の施行と検討（薬剤師は採血などの侵襲的な行為が法的に認められていないため、本実習は重要な位置付けとなる）

3.6 ● フィジカルアセスメント技術を薬学教育に導入するまでの経緯

　当然のことであるが、「フィジカルアセスメント技術」（巻末資料2参照）を薬剤師技術として導入することが現段階では薬剤師に一番重要だという結論を導き出すまでには長い時間がかかっている。こんな重要なことを簡単に思いつくわけがない。悩みに悩んだ末に導かれた結論であった。

　その結論までどういう経緯でたどり着いたのか、どうしても読者に知ってもらいたい。薬剤師として働いていたとき、"薬剤師の最大のネックは圧倒的な技術不足にある"という結論はすでに出ていた（父のがん疼痛でさえ、緩和してあげることができなかった）。それが薬剤師としての自分を苦しめている最大の要因だったからである。それを周りの薬剤師に求めようとしてもその技術を手にすることはできなかったのである。そのような状況下、業務とは別に研究も行っていた私は、自分の研究の成果を技術化する（薬術の創出）ことを思い立った。ここからが、さらなる苦悩との戦いとなった。研究の成果をどのような形で薬剤師のための技術に仕上げればよいのか、まったくの暗闇の中に放り込まれたような状況であった。しかし、3年が過ぎた頃、「薬学的分布診断法とそれに基づく攻めの薬物投与法」（巻末資料1参照）の創出に至った。当時、私の力で創出できる薬術はこれが限界だと思った（測定装置、つまり道具は大型のものであり、持ち運びはできないため、今後の課題となっている）。それからこの薬術を用い、主に難治性の関節リウマチ患者の疼痛緩和を行ったのだった。この努力が報われて、大きな学会や大学の主催するシンポジウムやセミナーで講演を行ったり、日本薬学会出版の『ファルマシア』で「薬学的分

布診断法の開発と攻めの薬物投与法の確立：病院薬剤師の技術をかけた挑戦」という題名で「セミナー」に掲載されるまでになったのである。

　しかし、この薬術はごく少数の薬剤師や薬学教員には熱烈に支持されたのだが、その他の方々には、さっぱり伝わらなかった。なぜ、この薬術という概念すら伝わらないのか数年間悩んだ末に、まずは、一足飛びに薬術ではなく（薬剤師は技術に、うといのである）、すでに存在する医療技術で薬剤師にとって価値ある技術を体感させることが重要だと思い立ったのである。そのとき、薬剤師を大きく変化させるには、これまでの概念を打ち壊してくれる技術でないと意味がないと気づいたのである。**つまり薬剤師の「患者に触れない医療」から「患者に触れる医療」への転換こそがその鍵を握ると確信した瞬間であった。**ここから「フィジカルアセスメント技術」を薬剤師の技術として、薬学教育に導入すべきという結論に、ようやくたどり着いたのである（私の人生には"ようやくたどり着く"という言葉がいつもつきまとう。その言葉の中には"苦悩"や"苦労"が存在しているのでつらいものがある。そのフィジカルアセスメント技術を教えるための苦労を少しでも軽減しようと、薬学部開設当初に教員間で協議した薬物治療学の講義分担はバイタルサインに直結する"心臓・血管系疾患"にさせてもらった）。これで、たぶん、この先にある「薬術」という技術の重要性に皆が必ず気づいてくれると信じている。

Column 医療人GP獲得のための申請書作成

　医療人GP（good practice）獲得のための申請書作成を受けるにあたって（締め切りはゴールデンウイークの直後）、私には大きな葛藤があった。

　申請書作成の取組みは、重病の母と宮崎の実家で過ごせる最後の孝行の時間（ゴールデンウイーク中）を大部分返上して遂行せねばならないことを意味していた（この手の申請書は数日で書き上がるものではなく、数週間十分に構想を練って作り上げなければ納得のいくものができない）のである。つまり、母の身近に居ながら何もしてあげなかったという後悔の念だけが残るのではないかということであった（せめて、近くの温泉へ連れて行って、高級旅館や高級レストランで美味しい料理をたくさん食べさせてあげたかった）。しかも全国で約10件しか採択されないため、私にとっても、卒業生をいまだ輩出していない新設の薬学部という点からも、極めて無謀な挑戦であった（文部科学省は本医療人GPに真剣に取り組むことのお達しを各大学に通知し説明会も開催しており、各大学の申請書の提出状況を文部科学省ホームページに掲載することとしていた。つまり、必ず各大学は本申請書を完成させ提出しなければならないという事情があった。確かに、採択の合否に関係なく誰かが担当責任者となってやらねばならなかったのであるが……）。

　すでに、3月31日時点において母のがんは肝臓や肺へ広がっていた（不思議にも母は比較的元気であった。主治医もこれには驚いていた）。私は、最後の親孝行をこの連休中にと思っていた。現実は予想通りの展開となり、本申請書の作成のために連休を潰してしまう結果となった。結局、私は母を近くの温泉に連れて行くどころか、5月1日に母を某大学病院の泌尿器科外来に連れて行き、現時点での病状と今後の方針を医師と話し合うだけに終わった（このとき、転移による肝がんは、全体の5分の4にまで達していた。主治医からは病状が急変したら至急入院させるように言われた。しかし、母の体調は比較的安定していた。その2か月半後、母は亡くなった。闘病期間の痛みには、ジクロフェナク坐剤−ナブメトン錠療法（巻末資料1参照）で対処した。この間の麻薬使用は短時間型薬剤を2回のみであった。疼痛コントロールは良好であったと評価している。さらに舌に繁殖する苔の対策は、大井一弥氏（鈴鹿医療科学大学　教授）の教示のもと行い、口腔内は正常であった。

　本GP採択は、母からのプレゼントであったに違いないと、かなり無理のある解釈であるが自分にそう言い聞かせ、納得させている。

3.7 ● ベッドサイド実習がもたらす成果とは

　すでに述べたように、筆者の所属する九州保健福祉大学のベッドサイド実習では、薬剤投与法、フィジカルアセスメント技術や救急救命法の技術や薬術（薬学的分布診断法とそれに基づく攻めの薬物投与法）が取り入れられている。

　近年、病棟薬剤師は薬剤管理指導業務遂行のために、薬局（薬剤部）から飛び出してベッドサイド（＝患者のもと）へ行くようになり、一見患者との距離は縮まったように思える。しかしながら、患者に対する直接的な薬学的技術（p.92図3.3の①②③）が著しく不足しているために、真の意味においていまだに患者との距離は縮まっていないように思う。

　ここに私はメスを入れたかったのである。そのためには、現時点でトレーニングさえ積めばできるであろう、患者への薬剤投与技術、フィジカルアセスメント技術、救急救命法の技術（医師・看護師の行う既存の技術）を身につけた薬剤師を養成することが早道だと考え、大学でのベッドサイド実習を構築した（巻末資料2参照）。なお、当然、フィジカルアセスメント技術は、薬の効果や副作用の把握に威力を発揮するため、薬剤師による医薬品適正使用には必要不可欠である。

　上記の既存の技術を修得した薬剤師が重大な副作用を早期に発見し、患者の死を回避させることが起きてくる。そのような薬剤師が常に患者のそばにいるようになると、患者は薬剤師をこれまで以上に頼るようになるはずである（ほとんどの患者は薬物治療を受けており、薬の有害事象の回避は極めて重要である）。そうなると薬剤師は患者の薬物治療における多くの訴えを真剣に受け止めなければならなくなる。その中には、現時点では解決不可能と思われる訴えが当然含まれてくるであろう。しかし、不可能なことであろうが、薬剤師はもうそこから逃げ出すことはできない。医師の技術の驚異的な発展は、患者から逃げないで患者と共に病気と戦ったがゆえに成し得たのである。薬剤師も医師同様に医療技術者なのだから、**医術に対して薬術をもって患者の苦しみを抜いて楽を与えなければならない。**まさに本ベッドサイド実習は、薬の責任者である薬剤師を薬物治療の表舞台（＝最前線）で活躍させるための、周到に練られた実習プログラムなのである。

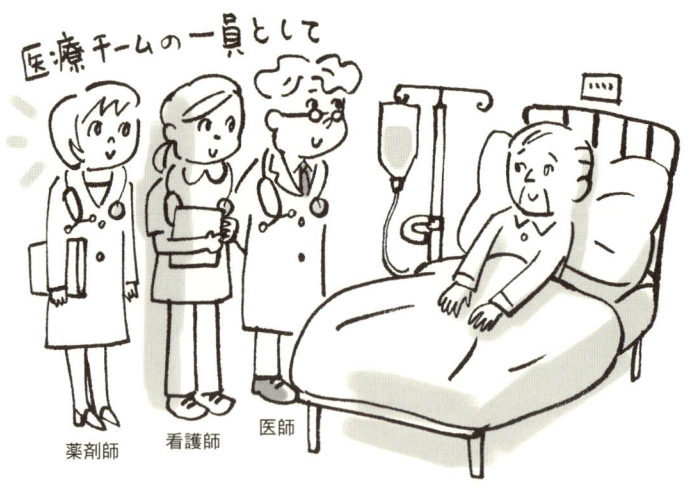

薬剤師です。薬術をもって医療チームの一員として、薬物治療にあたります。

これにより、薬剤師を悩ませてきた本質（薬物治療において難治性患者の苦しみを抜いて、楽を与えることができなかった原因）を解決でき、薬剤師が主役の感動のドラマやドキュメンタリーが制作されることになる。

3.8 ● 学内の実習には薬術を導入すべき

　薬剤師は、"薬物治療において難治性患者の苦しみを抜いて楽を与える職業"でなければならない。そうするために、薬剤師はフィジカルアセスメント技術を上手に使いこなす必要がある。これにより、薬剤師は目の前の患者に対し薬効の評価や重大な副作用の回避を行えるようになり、患者や他の医療スタッフからおおいに信頼される存在へとメジャーチェンジできる。
　しかし、素直にそう考えて喜んでよいのであろうか？（バイタルサインチェックを含むフィジカルアセスメント技術の薬学への導入の必要性を、最初に全国発信した筆者が、このような発言をしてよいのかと怒られそうだが……）
　もともとフィジカルアセスメント技術は、医学者や医師が診察技術を向上させるためにたいへん苦労して創出したものである。他職種の技術を拝借するだ

けで、そのようにうまくメジャーチェンジできるわけではないと考える。そうすると、やはり、薬学者や薬剤師は力を合わせ、薬学独自の研究成果をもとに薬剤師版の臨床センスの投入された新技術（薬術）を創出せねばならないと強く思う。薬剤師はその薬術を用いて"薬物治療において患者の苦しみを抜いて楽を与える"ことをやってのけなければ、真の信頼を勝ち取ることはできない。もちろん、フィジカルアセスメント技術に薬術が加われば、薬剤師は鬼に金棒となることは間違いない。

　当然ながら、筆者らは薬術と位置づけている「薬学的分布診断法とそれに基づく攻めの薬物投与法」について、難治性関節リウマチ患者の症例も含め2日間、学内の実習に導入している（巻末資料1参照）。今後、新たな薬術が創出されれば、それも実習に追加導入していくことにしている。

3.9 ● 薬剤師よ己の道を進め、薬剤師を知らない社会の意見に振り回されるな

　いつの時代でも人として生まれてきたからには重要なことがある。それは、己の意見を信じ、勇気をもって目的達成のために前進することである。この世の中をすべて良い方向に導いた歴史的な偉人は、皆、勇気をもって戦い続けた人々である。当然、仲間はごく少数であり（最初に立ち上がったのは本人一人だけであった場合も少なくないと思われる）、その時点では社会から厳しい誹謗・中傷などの非難をあびている。そういう意味からも、薬剤師の真の可能性を知らない社会の人々が薬剤師に求めるものと、薬剤師自身が本当にやらねばならないものは現時点で必ずしも一致する必要はないのである（薬剤師が真にやるべきことは、薬剤師しか答えを導けない）。薬剤師に勇気があるのならば、薬術を創出し、患者の苦しみを抜いて楽を与えることに、どんなに困難でも挑戦し続けるべきである。**薬剤師を大発展させるには、薬剤師自身が現状を打開するしか策はない。**

自己紹介

薬剤師になるまでと、なってからの人生

まさか薬剤師になるなんて、
まさか薬術創出に一生を費やすことになるなんて

（1）獣医をめざした普通の子

　私は、もともとは獣医になりたかった。なぜかというと、私は小・中学時代は剣道で全国的に有名な宮崎県西臼杵郡高千穂町に住んでいた。手前味噌だが私はかなり筋がよく、早い時期からレギュラーとなっていた。小・中学時代、大会で遠征するたびに、いつも引率に加わってくれる友達の優しいお父さんがおり、彼が獣医だった。それで、獣医はかなり自由のきく職業だなと子どもながらに思ったし、試合中に足のまめがつぶれて炎症を起こしたときなどは、軟膏（たぶん動物用だったかも？）を塗ったり包帯を巻いてくれたり、応急処置をしてくれた記憶もある。というわけで、獣医は一人で自由に仕事ができるイメージがあり、人から指図されない仕事で、皆からの感謝もある程度受けるし、対象が動物だから、少なくとも動物からは文句を言われない。早い話が、ストレスなしに仕事ができそうな気がしたからである（当時、筆者の中では獣医は自由医だったのかもしれない）。特に動物が好きというわけでもなかった。動物王国のムツゴロウ先生の動物の接し方（動物と頬をすり合ったり、キスしたり）を見ていると、どちらかというと、あれは汚いなという印象を持ってしまうタイプであったわけだが。

　たまたま獣医学部以外に薬学部も受験していた。どちらもどうにか合格したところで、母が若い頃薬剤師になりたいと思ったことがあるらしく、説得され

てあっさり薬学部に行くことになった。薬剤師となってわかったことだが、私は動物の毛を吸い込むと、咳込んだり、ノドが痛くなったりするので、今思うと獣医にならなくて正解だったのかもしれない。

(2) 高校時代はおかしな子（アカペラ好き）

　私は、高校時代、真面目に試験の勉強をしていた。もちろん真面目に勉強していたからといって、試験において点数が良かったわけではない。むしろ、かなり悪かった。あるとき、日本史の実力試験が20点以下であった。当時、点数の悪い生徒の罰として皆の前で歌を歌わせる日本史の先生がいて、私は、町田義人の「戦士の休息」（歌い出し：♪ありがとう　ぬくもりよ　ありがとう愛を……、作詞：山川啓介）をアカペラで歌って、皆からたくさんの拍手をもらったことがある。これが快感となって、その後、結構カラオケが好きになったような気がする。

　ここで、読者の方々は不思議に思ったであろう。「真面目に勉強している割には、あまりにも点数が悪すぎるのではないか？」と。

　もしかして、皆の前で歌いたいからわざと答案用紙に正解を書かなかったのでは？と思われた方がいたかもしれない。もちろん、そんな悠長な身分で試験を受ける余裕などあるはずがない。答えは、試験に出ないものを一生懸命勉強し、覚えていたのである。現在もそうであるが、あの当時から"的外れ"の部分を必死に勉強する習性があったように思う。これに関しては、当時成績のとても良い友人が「髙村、それは絶対に出ない。太鼓判を押すよ」と言ってよく笑っていた（秀才の彼が「的外れでもよくそんなこと覚えたな」と言ってビックリして笑ってくれたり、彼の知らないことを自分は勉強して知っているというのも快感であった気がする）。

　私にとって"的外れの勉強"のほうが試験の点数よりある意味、大事であった。これについて検証してみると、**"的を外さずに勉強すると、成績が良くて楽しい"** というのは当たり前である。しかし、**"的を外して勉強して、成績が悪くても結果的にはとても楽しい"** ということが最大のポイントであると信じる。ここにこそ、莫大なエネルギーの源が隠れていると思うのである。

　当然のことながら、高校時代にこのような分析を行う力量などなかったが、

30も半ばを過ぎた頃に、なぜ日本史の"的外れの勉強"を一生懸命できたのかを振り返り、自身の生きがいや薬剤師の生きがいを見出す手がかりになるのではないかと、ふと思い考えるようになったのである。

(3) 薬学生時代はこんな感じ

大学時代、私は純朴な学生（友達の私に対するイメージがそうだったようだ）で、成績は中の下いや下の中だったかも、しかしなぜか"ガリ勉髙村"と同じアパート（川喜多荘：古い木造二階建て）の友人から呼ばれていた。その理由は、アパートにいたのは私以外は文系学生ばかりで、薬学部で当たり前の実験レポートの作成（もちろん先輩のレポートを写すのだが、それでも結構たいへん）や、定期試験の勉強をする姿がガリ勉人間に見えるようだった。そのおかげでアパートの住人からは、優秀な学生と間違われていた。ある夜、アパートの住人である某文系大学の友人2人が、とても慌てている様子であった。どうしたのかと尋ねたところ、「明日の1時限目の試験は教科書持ち込み可なのだが、その教科書を持っていないので、あせっている」という返事であった。薬学部ではありえないと思った。と同時に、文系の彼らからガリ勉髙村と言われるのも当然な気がした。これ以外に、共同トイレの便所掃除を4年間1人でやり遂げた。さらに、友人が交通遺児だったので、私は育英会募金をよく頼まれ、中央線の駅（立川駅）において大声を張り上げ、募金活動に頑張った。

(4) 薬学生時代に学んだこと

大学時代の4年間を振り返って、薬物治療の実際に関するものは、ほとんど教えてもらえなかったという記憶がある。

医療に関することで唯一頭に残っていることは、薬物治療とはほど遠いが、生理学のMD（医師）の教授がいて、「子どもがノドに何かを詰まらせたら、両足を掴んで逆さまに振れば100％取れて助かる」と教えてくれた。その揺るぎない確信はというと、その教授が医学生時代にそのような光景を目の当たりにしたからということだけであったが。

もう一つ、その教授が教えてくれたことは、便所の床に落としたせんべいを君たちは食べることができるか、というもので、彼は「もちろん、私は食べ

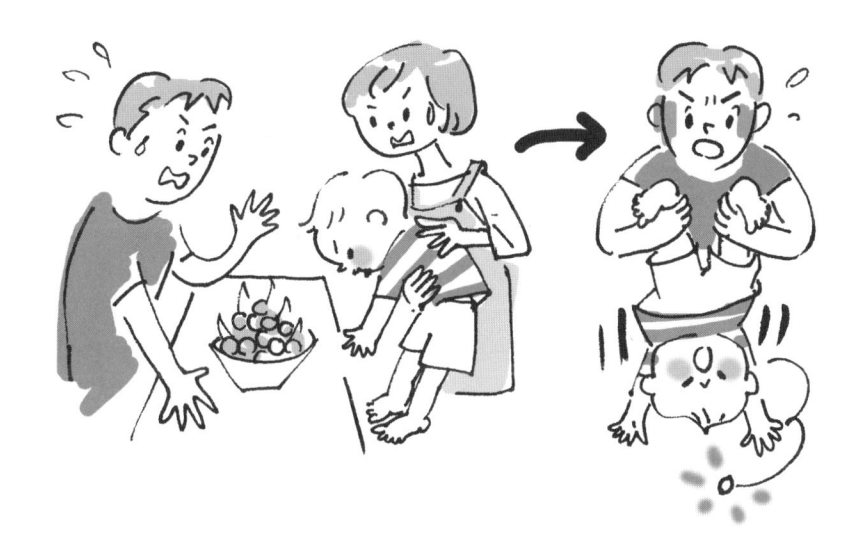

ことができる」という。なぜかというと、そのせんべいを素手で拾えるからである。つまりその先生の持論は、手も口も食道もすべて身体の外側の部分（皮膚と粘膜の違いはあれど）であるから、手で触れるものは口に入れてかまわないというのである。変に納得した記憶がある。

　ただ、驚くべきは、先の「子どもの両足を掴んで逆さまに振る」という術は、後に、私の息子がサクランボの種をノドに詰まらせて窒息しそうになる事件が起きたとき、その威力を発揮することとなったのである。そのときの状況であるが、妻は大あわてでサクランボの種を詰まらせた息子の背中を必死にさすって種を吐き出させようとするが、まったく出てこないのである。その悪夢のような光景を目の当たりにして、私はあの術のことをすぐに思い出し、すかさずあの術を施行したのである。赤いものがポトッという音と共に、いとも簡単に落ちてきた。この術を教えてもらっていたおかげで息子の命が助かったと思った（もし呼吸が5分間できない状態が続けば、息子はどうなっていただろうと、今でもひやりとすることがある）。息子は小さかったが、彼自身そのことを今でもよく覚えている。

　というわけで、薬学部において薬物治療の実際に関することは何も習わなかった気がする。

(5) 薬剤師と研究

　私の研究人生は、28歳の病院薬剤師時代に、精製されていないアルブミン（＝不純品アルブミン）を間違って手渡されたところから始まった。その経緯はこうである。某国立大学薬学部の研究指導教授から、「アルブミンも購入するとなると10gで軽く10万円を超えるから、研究室で精製しているアルブミンをあげるから、それで研究しなさい。これでアルブミンを購入しなくても研究できるよ」といわれ、その研究先の大学から地元宮崎に帰る際に、学生を介して100gほどの貴重なアルブミンを手渡されたのである（時価相場100万円以上だったかも）。ここから、不純品アルブミンに関する研究がスタートすることになる。

　ここで例え話をしよう。世の男性は純粋な女性を好むのが常である。私もそうである。これに関して私は言い切ることができる。世の中、不純なものは悪なのである。というわけで、不純品アルブミンは、交際相手いや研究相手としては悪なのである。しかし、私は研究相手に悪である不純なものを選ぶハメになったのである。これも運命なのだろう。皆さん、ここで気がついて欲しいのは、不純な女性（≒悪女）が純粋な女性（≒淑女）を演じて、純粋な男（≒純朴な男）に近づいた場合の結末は、火を見るより明らかであろう。そう、男はだまされて金を吸い取られボロボロにされるのがオチである（1980年代後半に流行った、女性の送り迎えだけさせられるアッシー君などもこの類である）。男女差別となるといけないので、逆も同じであると一応言っておくことにしよう。

　ここからが、大事である。このようなボロボロ人生を経験すると、たいていの人は人生において賢くなれるのである。場合によっては新たなものを発見することにもなる。つまり、私がこの不純品アルブミン（純品アルブミンと思い込んで）を研究相手にしなければならなくなったことこそが、重要だったということである。たぶん、純品アルブミンを研究相手に選んでいたら、有益な発見はなかったに違いないと確信するのである（私には無縁だと思えた特許出願を7件、私の基準では多額と思える研究助成金の獲得、そして、「薬学的分布診断法に基づく攻めの薬物投与法」で関節リウマチやがん患者の疼痛緩和に切り込むこともなかったであろう。また、私が42歳の頃、10年間研究指導をし

てくださった薬学部の教授より、「君は蛋白結合の研究を自分のものにしたね」と初めて褒めていただけたのであった。)。

　ここで、不純品アルブミン(不純な女性)を純品アルブミン(純粋な女性)と思い込んで研究していた頃の話に戻そう。不純品アルブミンを用いた研究が3年半ほど経過し、「血液透析によるチアジド系利尿薬の蛋白結合への影響」について研究し始めた頃、血液透析時に増大してくる尿毒症物質であるインドール酢酸とインドール硫酸の蛋白結合(アルブミン結合)率の測定を行っていた。そのとき、薬学部の研究室での実験条件と同じなのに、インドール酢酸のアルブミン結合率がたったの10％となったのである。この物質は本来アルブミンに90％以上結合するはずであったので、10％とは驚くべき結果であった。もう一度やり直したが、同様の結合率であった。

　そのとき、"ひょっとして、このアルブミン、おかしいのではないか"という考えが脳裏をよぎった。そう考えると、これまでのチアジド系利尿薬などのアルブミン結合実験において、アルブミンの結合サイトであるサイトⅠやⅡに属する薬物の、分光学的見地からみておかしな結果が数多く出ていたことも頷けるのである(この時期の実験データはつじつまの合わないものばかりで、私はハゲるくらい悩んでいた。しかし頭髪は抜けることなくハゲにはならなかったので両親のDNAに感謝したい。ちなみに、私の父は抗がん剤治療の際にも頭髪がほとんど抜けなかった)。というわけで、このアルブミンは純品でないと確信するにいたった。

　そしてあるとき、純品アルブミンと不純品アルブミンのサイトⅠとⅡの結合の違いが、健常人アルブミンと患者アルブミンのサイトⅠとⅡの結合の違いに見えてきた。これが、血清中アルブミンのサイトⅠとⅡの結合の変動とその要因を、簡便かつ迅速に見出す手法である薬学的分布診断法を生み出すきっかけとなった。

　ここで、私が純品アルブミンだと思い込んで研究した不純品アルブミンが、その後、研究先だった某薬学部の研究室で注目されることになったのである。つまり、この不純品アルブミンの不純な部分として大量に含まれていたカプリル酸とN-アセチルトリプトファンのアルブミン結合に関する研究が、大々的に行われたのである。

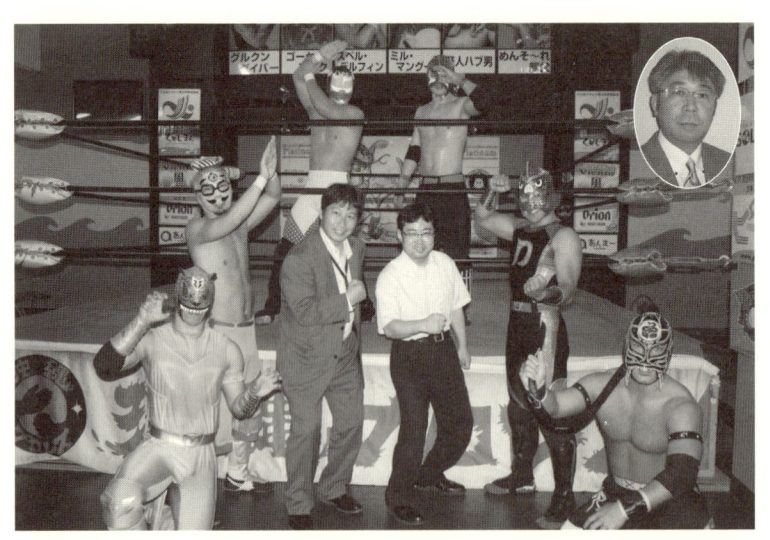

プロレスラーと一緒に（筆者左：本音はもっとスマートなときの写真を載せたかった。右は同講座の緒方賢次講師。右上は、同講座の徳永仁准教授。この写真には写っていないが、もう一人とてもキュートで利発な助手がいる）

　以上のような経緯で、**私は精製されていないアルブミン（＝不純品アルブミン）研究のおかげで奇想天外な面白みを知ることになり、アルブミン研究に没頭し、薬術創出に一生を費やすことになったのである**（筆者一人から始まった薬術創出の研究は、筆者の研究講座の柱となっており、徐々に拡大している）。あのとき、不純品アルブミンを手渡されたことに、心より感謝している（当然のことながら、不純品アルブミンとわかった時点で3年半が経過していたので、純品アルブミンで同様の実験を3年半分やり直すことになったのは言うまでもない。もちろん、実験は薬剤業務の終了後や土日に行った。ここで付け加えておくと、当時の薬剤部の美徳とは、一生懸命薬剤業務をこなしたうえで一生懸命研究を行うことであった）。

【略歴と趣味】
◎略歴
　氏　名：髙　村　德　人（たかむら　のりと）
学歴
　1985年 3 月25日　東京薬科大学薬学部薬学科卒業
職歴
　1985年 7 月 1 日　宮崎医科大学医学部附属病院薬剤部入局（調剤室配属）
　1998年 4 月 1 日　副薬剤部長（併）薬務室長
　2003年 4 月 1 日　九州保健福祉大学薬学部教授
　2012年 4 月 1 日　九州保健福祉大学大学院医療薬学研究科教授
　現在に至る
学位
　1998年12月10日　薬学博士
薬剤師会および学会等での役職
　1998年 5 月～2000年 5 月　宮崎県病院薬剤師会常任理事（日病薬代議員）
　2008年 4 月～　延岡市西臼杵郡薬剤師会理事
　2008年 5 月～　臨床医学看護教育スキルスラボ研究会・幹事
　2008年11月～　日本病院薬剤師会新しい業務展開に向けた特別委員会
　（現在：将来計画委員会）・特別委員
研究テーマ
　薬物の動態制御を行うための蛋白結合を基礎とした薬学的診断法およびシミュレータの薬学的活用法に関する研究
臨床技術（＝薬術）
　薬学的分布診断法とそれに基づく攻めの薬物投与法（＝蛋白結合置換術）
その他
　地域医療等社会的ニーズに対応した質の高い医療人養成推進プログラム（医療人GP）の事業推進責任者として「臨床能力を有する実践型薬剤師教育の推進：バイタルサインと薬学的診断法からのアプローチ」の事業を2006～2008年度まで遂行した。

◎趣味
　最大の趣味は薬術を創出する研究ですが、メタボ対策としてテニスと自転車（ロードバイク）をはじめました。年老いて運動ができなくなったときのためにデジタル一眼レフカメラもはじめています。というわけで、研究・教育だけでなくちょっとだけ、趣味にも力を入れていこうと思っています。定年までの15、16年で趣味に磨きをかけ、定年後趣味で楽しめるように頑張りたいと思っています。とはいうものの、趣味には技術や道具がつきものです。したがって、この趣味を磨く過程で"薬剤師の技術を向上させるための道具"のヒントが棚ぼたで掴めるかもしれないと密かに期待に胸を膨らませています。

> 巻末資料
>
> # 1. 薬学的分布診断法に基づく蛋白結合置換術(薬術)
>
> 薬学的分布診断法と、それに基づく
> 攻めの薬物投与法である蛋白結合置換術について
> 症例を含め概説する。

1. はじめに

　筆者は、ヒト血清アルブミン(HSA)およびα$_1$-酸性糖蛋白質(AGP)分子上の種々の結合サイトの結合能をモニターし、HSA、AGP、遊離脂肪酸(FFA)などの臨床検査値を加味することで、血清内の微視的変化を見出すことができる薬学的分布診断法を開発している。筆者の薬術は、本診断により**蛋白結合阻害の経時的変化を見出し、蛋白結合性の高い薬物の効果を高める術(=蛋白結合置換術)**である。

　ここでは、本診断法の概要と、本診断に基づき施行した薬剤師の治療センスを活かした関節リウマチ(RA)患者の疼痛緩和のための攻めの薬物投与法(=蛋白結合置換術)[1,2]を中心に述べる。

2. 薬学的分布診断法の概要

(1) 原理

　筆者が開発した薬学的分布診断法[1,2]とは、薬物の代謝能や腎輸送能の個体間の差異(標準的な個体との差異)を見出す遺伝子診断とは異なり、1個体内(各々

の個体)の経時的な血清内の微視的変動とその要因を同時に見出すための手法である。本診断法は、血清内微環境の探索ができ、その結果を基に薬物投与タイミングも見出すことができることより、これまでに存在しなかったユニークな技術(=薬術)である。

　生体内における薬理効果の強弱は、標的組織への遊離形薬物の移行量に大きく依存する。その主要な調節因子の一つが血清蛋白結合である。**図1**に示すように、吸収された薬物は、循環血液中に移行した後、程度の差はあるもののさまざまな血清蛋白質と結合する。このような血清蛋白質の中で、薬物の蛋白結合を大きく左右するものに、HSA、AGP、γ-グロブリンおよびリポ蛋白質などがある。その中でも、酸性薬物と主に結合するHSA、および塩基性薬物と主に結合するAGPは特に重要となる。それぞれの蛋白分子上に、例えば、HSAではサイトⅠ、ⅡおよびⅢの3個程度[3)](サイトⅢに分類される薬物はまれであるため、おもにサイトⅠとⅡの2個と考えても良い)、AGPでは酸性および塩基性薬物結合サイトが存在する(2つのサイトは大きくオーバーラップしているため1つのAGP

図1　薬物の体内での動き(遊離形薬物と蛋白結合薬物に注目)

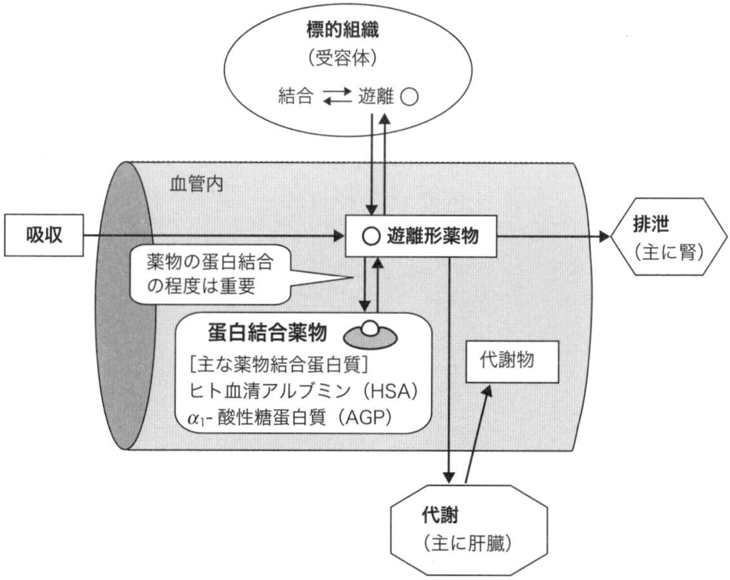

図2 HSAおよびAGPの各結合サイトとそれらに影響を及ぼす要因

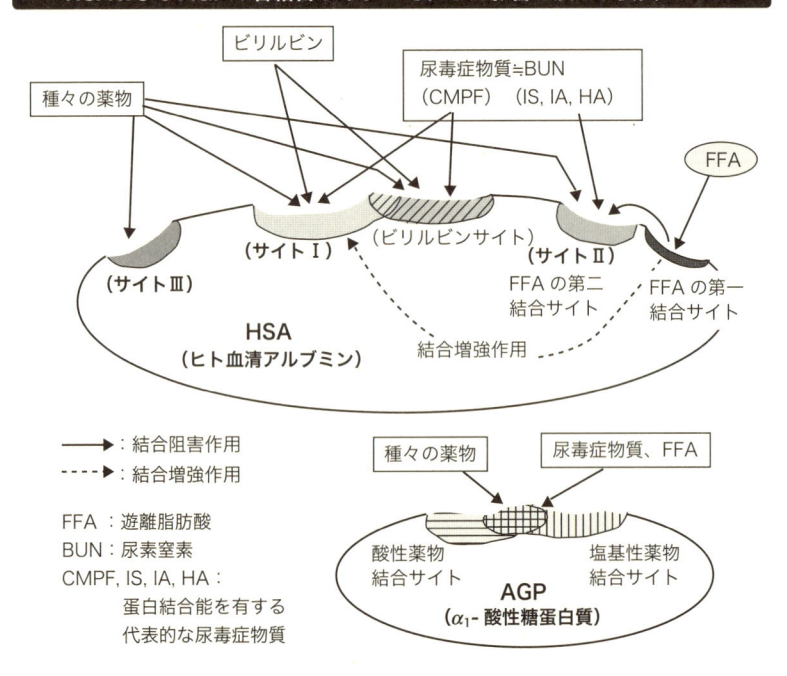

- ビリルビン
- 尿毒症物質≒BUN（CMPF）（IS, IA, HA）
- 種々の薬物
- FFA

HSA（ヒト血清アルブミン）
- （サイトⅢ）
- （サイトⅠ）
- （ビリルビンサイト）
- （サイトⅡ）FFAの第二結合サイト
- FFAの第一結合サイト
- 結合増強作用

→：結合阻害作用
---▶：結合増強作用

FFA：遊離脂肪酸
BUN：尿素窒素
CMPF, IS, IA, HA：蛋白結合能を有する代表的な尿毒症物質

AGP（α_1-酸性糖蛋白質）
- 酸性薬物結合サイト（種々の薬物）
- 塩基性薬物結合サイト（尿毒症物質、FFA）

薬物結合サイトが存在すると見なしてもよい[4]）（**図2**）。そして各々のサイトへの結合性は薬物によって大きく異なることが広く知られている。さらに、HSAにはFFAの結合サイトが存在し[3]、FFAの増大によりFFAの第一結合サイト近傍のサイトⅡ（FFAの第二結合サイトにほぼ相当）を阻害する[5,6]。加えて、ビリルビン（Bil）や尿毒症物質に深く関連する尿素窒素（BUN）による各結合サイトへの結合阻害も重要である[6]（**図2**）。

また、蛋白結合力が強く血中濃度が高い薬物[7,8]も各々の結合サイトを阻害することになる（**図2**）。もしFFAや結合阻害能を有する薬物等により、特定の結合サイトが大きく阻害されれば、その結合サイトに結合していた薬物の遊離濃度は一時的に増加し、薬効の増強を生じる可能性がある。このような場合は少ない投与量で薬効を最大限に引き出すタイミングを決定することが可能となってくる。したがって、HSAおよびAGPの各結合サイトの薬物結合性を、結合サイト特異的な薬物（サイトプローブ）を使ってモニタリングできれば、FFAなどの内因

図3 結合サイトをモニターするための各種サイトプローブ

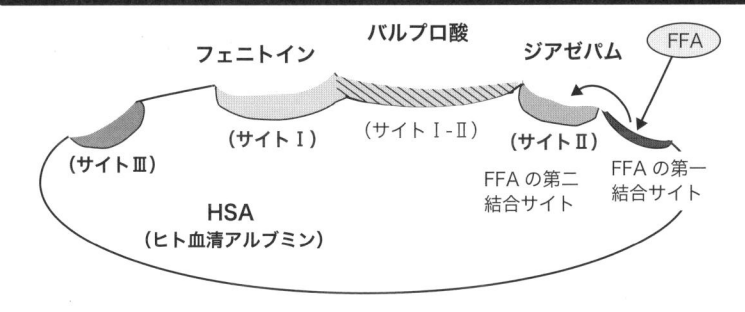

フェニトイン　バルプロ酸　ジアゼパム　FFA

（サイトⅢ）　（サイトⅠ）　（サイトⅠ-Ⅱ）　（サイトⅡ）

FFAの第二結合サイト　FFAの第一結合サイト

HSA（ヒト血清アルブミン）

FFA：遊離脂肪酸

ジソピラミド

酸性薬物結合サイト　　塩基性薬物結合サイト

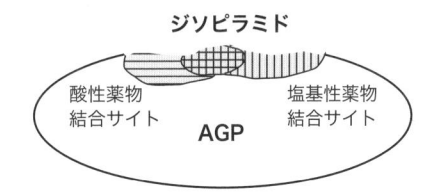

AGP

性物質や共存薬物の影響による薬物結合の経時的変化を推定でき、投与設計に役立てることができる。そこで、筆者は、HSA分子上のサイトⅠ領域のサイトプローブとしてフェニトイン、サイトⅠからⅡ領域はバルプロ酸、サイトⅡ領域はジアゼパム、およびAGP分子上の全般的な薬物結合サイト領域はジソピラミドを見いだしている（**図3**）。フェニトイン、バルプロ酸およびジソピラミドをサイトプローブとして使用する第一の理由は、アボットジャパン社の自動血中濃度測定装置TDX/FLX®でそれらの薬物の遊離濃度は簡便に測定できるからである（現在、サイトⅠとⅡをそれぞれ3種類のサイトプローブで同時にモニターできるシステムを超高速液体クロマトグラフィーで構築している）。それぞれのサイトプローブを用いて各々の結合サイトの薬物結合性を評価し（評価はサイトプローブの遊離濃度より直接判断する）、その評価と各結合サイトの結合能に影響を及ぼすHSA、AGP、FFA、BUN（尿毒症物質の量とほぼ相関する）およびBilなどの濃度を加味することで、それぞれの結合サイトの変動要因を見いだし診断する方法を確立し、これを薬学的分布診断法と名づけている（本診断法は、HSA、AGP、FFA、BUNおよびBilなどの、本来医学的な観点から見出された臨床検査値を薬学的に解釈するための方法でもある[9]）。

本診断法の手順の概要については**図4**に示す（本診断法には、時間T_1とT_2に採取した経時的な血清サンプルS_1とS_2を用いる）。

（2）診断とその基本的な考え方

本診断法を施行することで、蛋白結合を基準とした動態学的見地から、薬学的分布診断を下す。例えば、

1）HSA量低下による、サイトⅠおよびサイトⅡの結合低下状態
2）サイトⅡ結合阻害物（内因性物質あるいは薬物）存在による、サイトⅡの結合低下状態
3）HSA量低下およびFFA増加による、サイトⅡの結合低下状態
4）低HSA量におけるサイトⅡ結合阻害物存在増加（内因性物質あるいは薬物）によるサイトⅡの結合低下状態

などである。本診断では、T_1時に比べT_2時の蛋白結合がどのような要因により結合状態が変化したかを示している。

ここで、あるRA患者の診断例について説明する（**図5**）。本診断法においてサイトⅡに関連するサイトプローブであるジアゼパムおよびバルプロ酸の遊離濃度が著しく増加している（バルプロ酸はサイトⅠとⅡ結合能の変動をモニターできるが、本症例の場合、フェニトイン遊離濃度はS_1とS_2で差がなかったため、バルプロ酸遊離濃度の変動はサイトⅡ結合阻害による影響と判断できる。）。この変動要因について順に考えると、まず、2つのサンプルの採取間隔は8時間弱であり、当然、短時間で生じているサイトⅡに関しての影響なのでFFAの著しい増加を疑いたくなるが、FFA量はほとんど変化がないので関連はない。その他の要因を考えてみると、この患者は重度の腎および肝障害もないためBUNやビリルビンの蓄積は考慮しなくてよい。したがって、2つのサイトプローブ遊離濃度の増加は内因性物質によるものではない。このことから、可能性は低いが服用薬物を疑いたくなる。処方を調べてみるとサイトⅡの結合阻害能の高いナブメトン錠［ナブメトンの活性代謝物である6-メトキシ-2-ナフチル酢酸（6MNA）の最高血中濃度到達時間は約4時間］を、昼食後に服用していた患者であることが判明した。また、本症例はHSA濃度が健常人に比べ低下しているため、内因性物質や薬物濃度の変動により各結合サイトの結合能は影響を受けやすくなっていると考えられる。ここでの診断名は"低HSA量におけるサイトⅡ結合阻害物6MNA存在増加によるサイトⅡの結合低下状態"となる（蛋白結合置換が可能）。

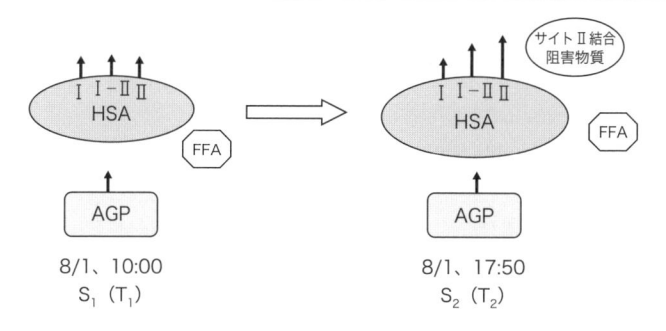

図4 薬学的分布診断法の概要

1）サイトプローブの遊離（フリー）濃度の測定法

各サイトプローブ
（フェニトインとジアゼパムあるいは
バルプロ酸とジソピラミド）

$S_1 (T_1)$
$S_2 (T_2)$
混合（450 μL）
血清 500 μL
限外ろ過器 Ultracent-10
ろ液
限外ろ過（3000 rpm., 10 min.）
各サイトプローブの遊離濃度（TDX/FLX or HPLC）
（S_1 と S_2 のろ液）

結合能の変動（阻害の程度）

経時的に採取したサンプル血清 S_1 と S_2 の各サイトプローブの遊離濃度と生化学検査値の差異（変動パターン）から蛋白結合を基本とした薬学的観点から診断を下す（変動要因の分析可能）

2）臨床検査値の測定法

臨床検査値
TP, HSA, AGP, FFA, BUN, Bil, etc.
（インテグラ 400）

（血清 S_1 と S_2）

臨床検査値の変動

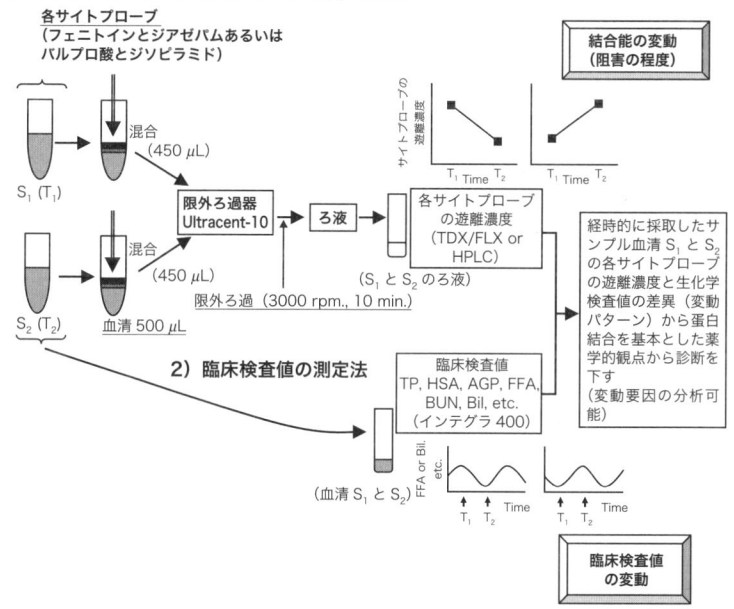

図5 薬学的分布診断法におけるサイトプローブ結合データの解釈（薬学的分布診断）

サイトプローブ・臨床検査 月日・時刻	遊離フェニトイン（サイトⅠ）μg/mL	遊離バルプロ酸（サイトⅠ-Ⅱ）μg/mL	遊離ジアゼパム（サイトⅡ）μM	遊離ジソピラミド（AGP 薬物結合サイト）μg/mL	TP g/dL	HSA g/dL	AGP mg/dL	FFA μEq/L（=μM）
8/1 10:00 (T_1)	6.06	14.48	0.71	1.14	5.31	3.08	0.118	159
8/1 17:50 (T_2)	6.14	17.50	1.24	1.14	5.46	3.11	0.118	161

Ⅰ Ⅰ-Ⅱ Ⅱ
HSA
AGP
FFA

8/1、10:00
$S_1 (T_1)$

→

サイトⅡ結合阻害物質

Ⅰ Ⅰ-Ⅱ Ⅱ
HSA
AGP
FFA

8/1、17:50
$S_2 (T_2)$

図6 薬学的分布診断法の応用範囲

薬学的分布診断法
- 蛋白結合置換術：NSAID などの投与設計
  （関節リウマチおよびがん専門領域の疼痛緩和）
- 数週間での HSA 変動：栄養状態の把握（NST）
- 数日間での AGP の変動：炎症・感染症の把握（ICT）
- 短時間での HSA の変動：除水による血液濃縮等
  （血圧低下：バイタルサインチェック）

薬学的分布診断法により臨床センスに磨きがかかる

　この患者のHSAは3.1 g/dL前後であることより軽度の低栄養状態であると考えられる[10]。ここで6MNAの蓄積が生じているかどうかは、蓄積を疑った時点のナブメトン投与前の診断数値とナブメトン療法開始時期の診断数値を比較すれば判断できる。蓄積が生じている場合は、サイトⅡの結合能の著しい低下が観察される。

　さらに、本症例以外について説明を加えると、AGPの急激な増加がみられる症例がある。AGPはCRPと同様に感染・炎症の指標となることより[11]、感染・炎症が悪化したことが強く疑われる。また、血液透析施行中の短い時間（4時間程度）でのHSAの上昇が観察された場合は循環血液量の急激な低下を示しており、血圧低下や体内からの除水の程度を推察するための指標となる（透析時の重大な問題として、急激な血圧低下や過度の除水が挙げられる）。このことから、本診断法は薬学的観点からの血圧のチェックに活用できる（図6）。

　このように本診断法を用いれば、血清内を探索できるのである。これらの診断

Memo　薬効増強が期待できる薬の条件

蛋白結合置換術による薬効増強が期待できる薬の条件とは、
①高い蛋白結合能を有すること
②標的組織への高いターゲッティング性を有すること
③分布容積が小さいこと
④比較的即効性の薬剤であること（特に注射剤・坐剤）
①〜④をすべて満たす薬は、蛋白結合置換術で薬効増強が期待できる。

を基に、投与時期や投与量を決定し、あるいは併用薬剤を変更したりして、患者にとって安全かつ有効な投与設計を企図することが重要である。われわれは、本診断法により積極的に絶妙な投与タイミングを見出し、現段階より、ベター・ベストな投与設計を行うことを"蛋白結合置換術"と称している。

3．薬学的分布診断法の治療への応用例（蛋白結合置換術）

（1）RA患者の疼痛緩和を目的とした本診断とそれに基づく攻めの薬物投与法について

　RA患者の疼痛緩和には、一般に非ステロイド性抗炎症薬（NSAID）の投与が連日行われる。この投与は一生涯にわたる場合が多い。痛みの激しい患者さんには、内服薬および坐剤の、両方のNSAIDが併用される。特に坐剤は効き目も鋭いことから、痛みの増強に対し、増量して投与されるのが現状である。しかしながら、坐剤の高用量長期投与は、肝・腎障害等の副作用発現につながる可能性が高くなってくる。したがって、薬学的分布診断法により、安全かつ有効な攻めの投与タイミングを見出し、痛みと副作用を同時に解決せねばならない。

　一般に、ジクロフェナクを代表とするNSAIDの坐剤は、直腸より吸収され直接血中へ入るため短時間で最高血中濃度に到達するが、HSAのサイトⅡに強く結合し、分布容積も小さいために、血管内に留まることとなり、薬効が抑えられる傾向にある。しかしながら、そのサイトの結合が一時的にでも阻害されると、炎症部位への組織移行性が増大し、薬効も高まると予想される。そこで、薬学的分布診断によりジクロフェナク坐剤の最適な結合阻害のタイミングを割り出すことで、ジクロフェナク坐剤の減量投与や投与回数の低減も可能となってくる。特に、坐剤の投与間隔の延長は、内服のNSAIDのみでコントロールできる期間の延長につながり、坐剤の投与を自らできない患者における心理的負担を回避でき（医療スタッフからの坐剤の投与を苦痛と感じる患者は多い）、医療者や家族の負担も軽減できることになる（坐剤の投与は内服に比べかなり手間がかかる）。

　このような、薬学的分布診断を基にしたベター・ベストな投与法として、筆者は2つの投与法を考案し施行してきた（**図7**）。

図7 FFAと6MNAによるサイトⅡ結合阻害に基づく投与法1および2の考え方

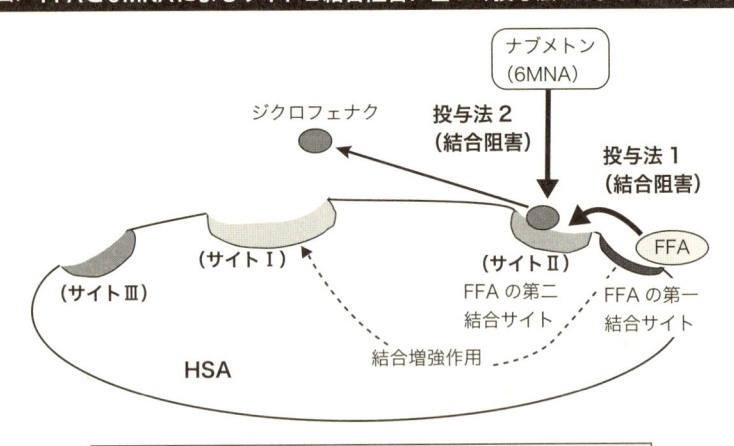

```
            ジクロフェナク        ナブメトン
                                  (6MNA)
                         投与法2            投与法1
                        （結合阻害）        （結合阻害）

        (サイトⅢ)    (サイトⅠ)    (サイトⅡ)      FFA
                                  FFAの第二    FFAの第一
                                  結合サイト    結合サイト
              HSA        結合増強作用
```

> ● ポイント ●
> サイトⅡが何の要因により、どの程度結合阻害されているのか？
> 薬学的分布診断法により把握することが重要

◎投与法1：ジクロフェナク坐剤―遊離脂肪酸療法[1,2,12]

　FFAの増大は、ジクロフェナクのサイトⅡとの結合を競合的に阻害する。したがって、HSA値が低く、かつFFA値が高い場合には、サイトⅡの結合阻害が可能となり、ジクロフェナク坐剤の薬効が増大する場合がある。一般に、FFAは空腹時に上昇してくるため[13]、間食を制限することでサイトⅡの結合阻害のタイミングを作り出せる（薬剤師の指導により、患者体内のFFAを操ることができる）。そこに、ジクロフェナク坐剤の投与時間を合わせることで、薬効の増大を企図できる。病態の悪化が進行している場合はHSA値が著しく低下することが多いため、本療法は有効であろう。

◎投与法2：ジクロフェナク坐剤―ナブメトン（レリフェン®）錠療法[1,2,14]

　HSA値が4 g/dL以上の場合には、本投与法を視野に入れることも重要である。持続性NSAIDのナブメトン錠を併用すると、ナブメトンの活性代謝物である6MNAがHSAのサイトⅡに強く結合し、しかも高濃度を長時間にわたり保つことが可能なため、強力なサイトⅡ結合阻害薬として使用できる。一般的に痛みの強いRA患者では、坐剤および内服のNSAIDが併用されているが、内服のNSAIDをナブメトン錠に変更するだけで、処方の構成は同じで、坐剤の低減が

期待できる。

本診断法は投与法1および2を施行する前後に行い、その診断から結合阻害の要因、時期や程度を把握し投与タイミングおよび投与量を決定する。また、本診断はその投与法の妥当性を確認でき、その投与法の再考にも利用できる特徴を有する。このような投与法を行う場合、われわれは担当医師らと協議し、患者に詳しく薬物投与方針を説明している。

(2) 本診断に基づく攻めの投与法の症例

ジクロフェナク坐剤（ボルタレンサポ）の減量に成功した症例[1, 2, 12]を紹介する（ここでは、NSAID以外の処方薬の記載は省く）。

症例1) 68歳 女性（入院）変形性膝関節症（左膝人工関節置換術）、RA

経過 ジクロフェナク坐剤（ボルタレンサポ（50 mg））2個、2×を朝食後および夕食前（分食による間食あり）に使用していたが、痛みは増強してきた。さらに、ジクロフェナク坐剤の副作用に対し患者の不安が増していた。

薬学的診断 低HSA量におけるFFA増加によるサイトⅡ結合低下状態

診断による投与方針：診断によりFFAによる結合阻害が大きいことが判明した。したがって、**投与法1**を選択した。起床時から朝食前であれば当然FFAは上昇し、昼食後から夕食までに間食をさせないこと（間食中止に関しては薬剤師の指導が重要）で夕食前はFFAが上昇する。このことから、ジクロフェナク坐剤（25 mg）1個1×朝食30分前、およびジクロフェナク坐剤（25 mg）1個1×夕食前に減量する方針をたてた。

結果 ジクロフェナク坐剤（50 mg）2個、2×からジクロフェナク坐剤（25）2個、2×へ減量したにもかかわらず、疼痛コントロールは可能となる（膝痛：FS6→FS2、リウマチ熱：FS10→FS6→FS2）（FSはface scaleの略）。この減量により、患者は副作用回避も実感できた。

症例2) 47歳、女性（外来）、RA

経過 エトドラク錠（NSAID）2T、2×朝夕食後と、ジクロフェナク坐剤（25 mg）1個、1×起床時、併用していたが痛みは増大し疼痛コントロールが不良となる。そこで、外来患者のため確実性の高い**投与法2**（ナブメトン錠2T、1×夕食後に投与し、ジクロフェナク坐剤1個1×起床時に投与）を開始した。

薬学的診断 低HSA量におけるサイトⅡ結合阻害物（ナブメトンの代謝活性物質6MNA）存在による、サイトⅡ結合低下状態

診断による投与方針：診断により、サイトⅡの結合阻害効果はナブメトン錠服用の方がエトドラク錠服用よりも著しく大きいことが判明した。したがって、**投与法2**を継続することに決定した（ナブメトン錠を夕食後に投与することで6MNAによるサイトⅡ結合阻害効力は起床時まで十分持続している。さらに起床時は空腹であるためFFAの増加も利用できる。このケースは**投与法1＋投与法2**となっている。）。

結果 投与法2を施行1週間後に、ジクロフェナク坐剤の投与は不必要となり、ナブメトン錠2T、1×夕食後のみの服用で疼痛コントロール可能となる（開始時：ジクロフェナク坐剤を投与するとFS8→FS4.5、1週間後：終日FS4）。坐剤の投与は家族により施行されていたため、坐剤の中止は本人の心的苦痛を取り除くことにもなった。

症例中に記載したFSの鎮痛効果の指標は後述の通りである。

FS（フェイススケール）の指標
0：まったく痛みがない
2：ほとんど痛みがなくかなり快適な状態
4：軽度の痛みがあり少し辛い
6：中程度の痛みがあり辛い
8：かなり痛みがありとても辛い
10：耐えられないほど強い痛みがある

これまでわれわれの経験では、FSを常に5以下にできれば、疼痛コントロールは良好であると考えている。

4．おわりに

現在、高度な学問分野として位置する遺伝子レベルにおいて、薬物の代謝酵素や腎輸送系蛋白の個体差を把握し、それにより適切な投与設計を施行しようとす

る研究が進められているが、未だ完成には至っていない。筆者は遺伝子レベルの高度な基礎研究から薬剤師の技術を見つめるのではなく、もっと身近で簡単な蛋白結合の研究から薬剤師の技術を完成させようと全力で取り組んできた。そこから生まれた薬学的分布診断法（経時的に採取された血清サンプルからHSAやAGPの各サイトの結合能の経時的な変化を直接導き、その結合能変化に対する直接要因を見出す方法）とその診断に基づく薬物投与法（蛋白結合置換術：薬剤師の臨床センスの投入された術）を、薬剤師のシンボルとなる道具を創出することで24時間ベッドサイドで戦う薬剤師ための薬術として定着させたいと願っている。

> **mini column**
>
> ### 複数の診療科での薬剤管理指導業務の経験を経て
>
> 　私自身、ある一定期間、大学病院の複数の診療科にまたがりカンファレンスや処置等に参加できたことで、いろんな角度から薬剤師職能を見つめるための貴重な経験をしたと思っている。
>
> 　当然のことながら、自分自身の薬学的研究ベース（血清蛋白結合）を各診療科の入院中の患者さんに、どう役立てればよいのか模索の時期にあてることとした。この時期、さまざまな疾患や病態において、薬物の蛋白結合がどのように変化するのか、がむしゃらに検証していた。これが、薬学的分布診断法をさらに究めていく結果となった。
>
> 　このような中、私の担当していた患者さんの病態が急変し、医師より私に緊急の呼び出しがあったのである。その内容は、「あなたの立案した投与設計が悪影響を及ぼしたのではないか」というものであった。私は、直ちに、薬学分布診断法を施行し、アルブミンのサイトⅡの結合阻害の程度は前回と同程度であったことから併用薬物の蓄積でないことを確認し、そのまま現行の投与法で続行、単なる病態の悪化であると断言した。その後、患者はまもなくして回復したのである。
>
> 　これは、私にとって、たいへんな試練であったが、薬術により、やっと医療人として認知されたのだと思えた瞬間であった。病状が悪化した場合、以前は蚊帳の外に置かれていたのが、そのときはまったく逆のことが起きていたのである。大きな感動を得ると共に大きな誇りと生きがいを勝ち取ったと思った。

REFERENCES
1) Takamura N., Tokunaga J., Chosa E., *YAKUGAKU ZASSHI*, 127, 1805-1811(2007).
2) Takamura N., Arimori K., ChosaE., *Farumashia*, 39, 956-960 (2003).
3) Fehske K.J., Muller W.E., Wollert U., *Biochem. Pharmacol.*, 30, 687-692 (1981).
4) Otagiri M., *Drug Metab. Pharmacokinet.*, 20, 309-323 (2005).
5) Sakai T., Maruyama T., Imamura H., Shimada H., Otagiri M., *J. Pharmacol. Exp. Ther.*, 278, 786-792 (1996).
6) Takamura N., Maruyama T. and Otagiri M., *Clin. Chem.*, 43, 2274-2280 (1997).
7) O'Reilly R.A., Goulart D.A., *J. Pharmacol. Exp. Ther.*, 219, 691-694 (1981).
8) Takamura N., Maruyama T., Chosa E., Kawai K., Tsutsumi Y., Uryu Y., Yamasaki K., Deguchi T., Otagiri M., *Drug Metab. Dispos.*, 33, 596-602 (2005).
9) Takamura N., Tokunaga J., Arimori K., *YAKUGAKU ZASSHI*, 127, 231-236 (2007).
10) Blackburn GL, Bistrian BR, Maini BS, *J.Parenter. Enteral.Nutr.*, 1, 11-22 (1977).
11) Kremer J.M., Wilting J., Janssen L.H., *Pharmacol Rev.*, 40, 1-47 (1988).
12) Arimori K., Takamura N., *Kyushu Pharmacy Bulletin*, 57, 19-27 (2003).
13) Wolever T.M., Bentum-Williams A., Jenkins D.J., *Diabetes Case*, 18, 962-970 (1995).
14) Setoguchi N., Takamura N., Fujita K., *Biopharm. Drug. Dispos.*, 34, 125-136 (2013).

> 巻末資料

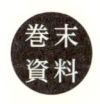

2. 薬物投与、フィジカルアセスメントおよび救急救命実習

> 筆者らがベッドサイド実習で行っている薬物投与技術、フィジカルアセスメント技術および救急救命技術について概説する[1]。

1. はじめに

　筆者らは、臨床能力に長けた薬剤師養成のために臨床薬学第二講座の教員が力を合わせベッドサイド実習を行ってきた。ここでは、薬学系万能型実習モデル（薬学系さくら）を用いた薬物投与（薬物投与において、薬学系さくら以外に、学生自身によるオブラートや嚥下ゼリーを用いた錠剤の飲みやすさの評価実習も行っている）、フィジカルアセスメント施行のためのシミュレータを用いたトレーニング、高機能ケアシミュレータを用いたVF（心室細動）に対する二次救命処置（バイタルサインや心電図で状態を把握しながらの心肺蘇生、除細動および薬剤投与などの処置を体験）について述べる。

2. 薬剤投与技術の修得

　薬剤投与に関しては、薬学系万能型実習人形[2]（身長：158 cm、体重：約20 Kg）や、採血静注用のシミュレータを用いた実習が必須となる。本実習人形を用いてグリセリン浣腸や坐剤の投与法の説明をした後、投与を体験させる（**図1**）。ここでは、体位変換できない患者へのこれらの薬剤投与の大変さを実感す

ることとなり、救急救命における意識のない患者の搬送や薬剤投与までの準備がいかに労力を要するかも推察できるようになる。そのほか、注射法の種類（皮内・皮下・筋肉内・静脈・点滴静脈・中心静脈栄養・動脈内注射）と投与法、およびその注意点をスライドで説明した後、実習人形に装着した皮内・皮下用パットへの皮内・皮下注射、そして装着式上腕筋肉注射モデルへの筋肉内注射を施行させている（**図2**）。静脈・点滴静脈注射については、採血静注シミュレータ「シンジョー®」を用いて、注射針と翼状針の両方を施行させている（**図3**）。中心静脈栄養法については、専用モデルを用いてカテーテルの挿入部位やカテーテル尖端

図1　薬学系万能型実習モデル（薬学系さくら）を用いた実習

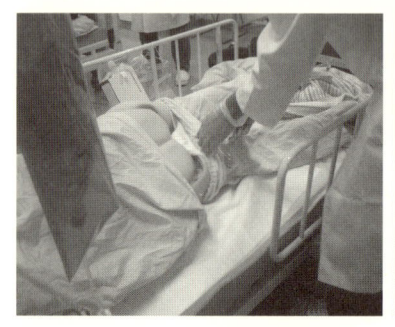

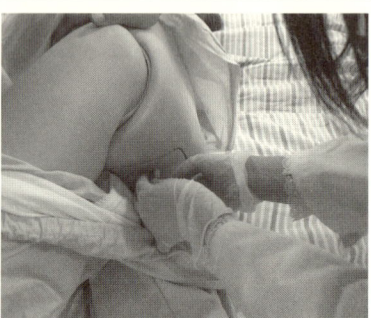

（A）グリセリン浣腸の投与　　　　（B）坐剤の投与

図2　各種注射法の実習

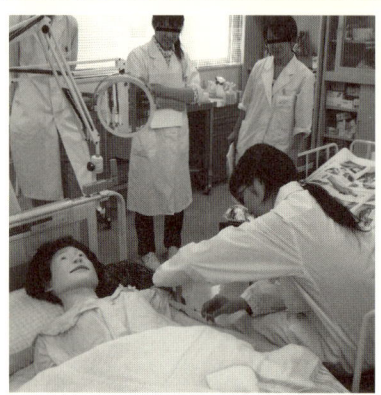

（A）皮下注射　　　　（B）筋肉内注射

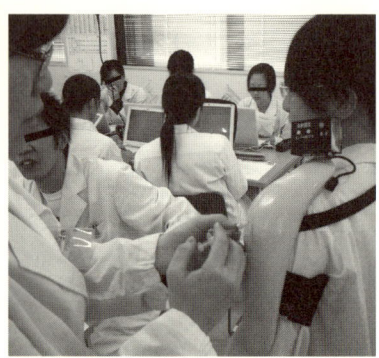

の到達部位を確認させている（**図4**）。これにより、机上の説明でしかなかった注射法の差異による血中濃度の経時変化について実感でき、救命の際に使用する薬剤の薬物動態学的感覚が、若干ではあるが備わるものと考えられる。薬学系万能型モデルには、皮下注射、筋肉内注射、静脈内注射および中心静脈栄養注射の投与部位や穿刺角度の確認ができるように、硬いチューブを埋めこんで作製した穿刺のための穴があるため、種々の注射法の差異を学生に理解させやすい。

図3　静脈内注射および採血

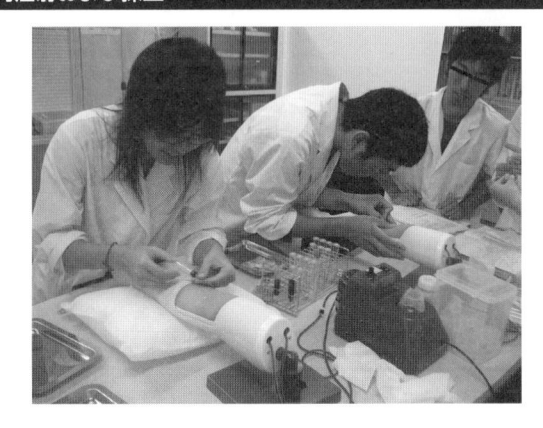

図4　中心静脈栄養法

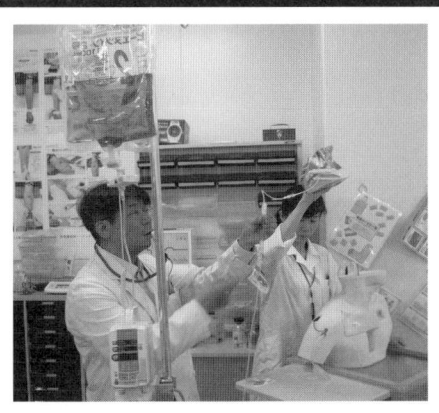

3. シミュレータを用いたフィジカルアセスメント

　ここでの実習は、医師にも加わってもらいバイタルサインの確認法や聴診の基本を学生に解説している。

　血圧測定では、聴診法による水銀血圧計および種々の自動血圧計の測定原理・使用方法について説明し測定させている[3]（**図5**）。特に水銀血圧計を用いた聴診法による測定は、コロトコフ音であるタップ音や雑音を直接聴き取ることとなるため、医療における五感診療の重要性を理解するための糸口となる。その他、血圧計の測定原理の違いによる測定値誤差の原因についても考えるようになった。脈拍数や脈の触知も学生同士で行い、脈の強弱を体感できるようになるため、学生は生体反応（バイタルサイン）について興味を持てるようになった。

　学生同士のバイタルサインの測定だけでは、病態変化によるバイタルサインの変動に対する把握は困難である。その解決のためには、学内の臨床実習のなかに病態を再現するための工夫が必要である。そこでわれわれは、生体反応の正常（健常人）と異常（病人）を再現できる心臓病診察バイタルサインシミュレータ「イチロー®」と、フィジカルアセスメントモデル「フィジコ®」を用いて実習を行っている[4]。バイタルサインシミュレータでは、主に疾患ごとの心音・肺音・脈拍が忠実に再現されており、それらの確認を行うことができ、特定の病態における脈拍、心音および呼吸音の違いを体験できるようになっている（心音・呼吸音の確認の様子を**図6**に示す）。また、フィジカルアセスメントモデルでは、個別手技のトレーニングおよび疾患ごとの患者シナリオを活用して、呼吸音、心音、腸音、瞳孔反射、血圧、脈拍および心電図などの確認ができる［血圧測定の様子を

図5　種々の機器を用いた血圧測定

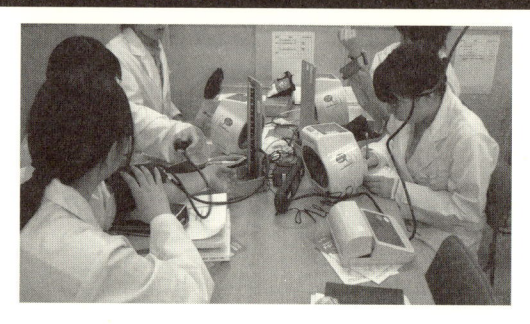

図7、脈の触知（A）と心電図測定（B）を図8に示す]。心音・呼吸音や心電図に関しては、病態でさまざまな音や波形が存在するため修得までに時間がかかるが（特に、心音はⅠ音・Ⅱ音のほかに過剰心音、収縮期・拡張期の駆出性・逆流性雑音などがあり聴き分けることすら難しい。さらに低音性のものがあり、聴取しにくい）、血圧、脈拍、腸音および瞳孔反射に関しては複雑な分類がないため修得しやすいと思われる。これら2つのシミュレータを用いたフィジカルアセスメントの修得は、薬剤師が現時点における患者の生体反応の変化を察知するために重要であり、医薬品適正使用の観点から薬剤の効果や副作用について、その場で客観的判断ができるため、薬剤師のモチベーションも向上する。さらに、急激なバイタルサインの変動を伴う救急救命には欠くことのできない技術であると考える。

図6 心臓病診察シミュレータを用いた心音と呼吸音の聴取

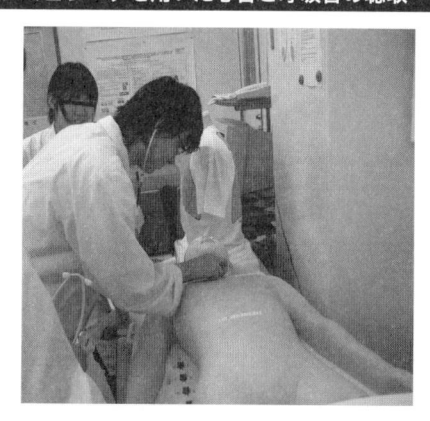

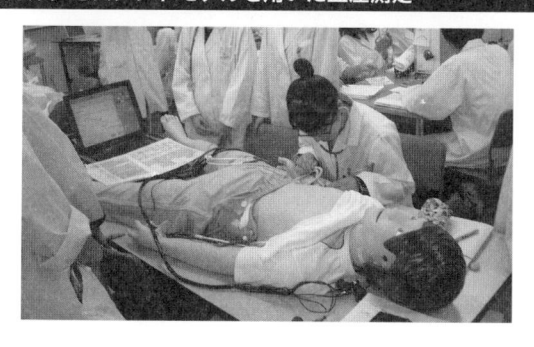

図7 フィジカルアセスメントモデルを用いた血圧測定

図8 フィジカルアセスメントモデルを用いたトレーニング

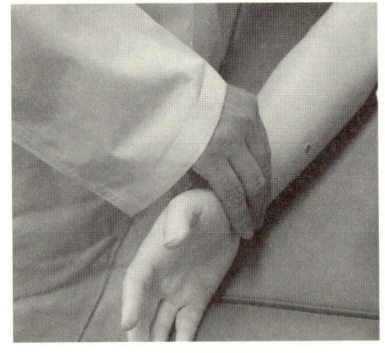

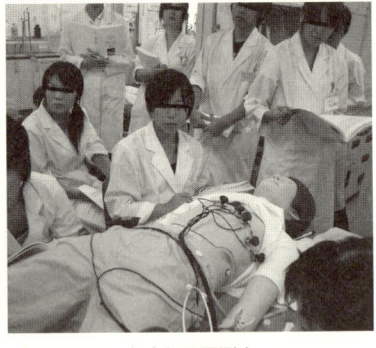

（A）脈の触知　　　　　　　　　　　（B）心電図測定

図9 高機能シミュレータを用いた心室細動への二次救命処置の実習

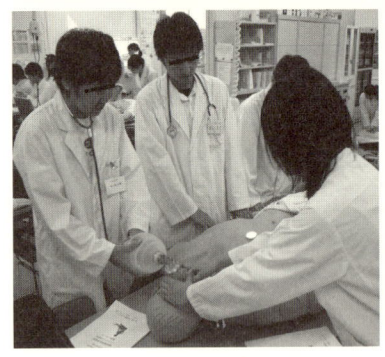

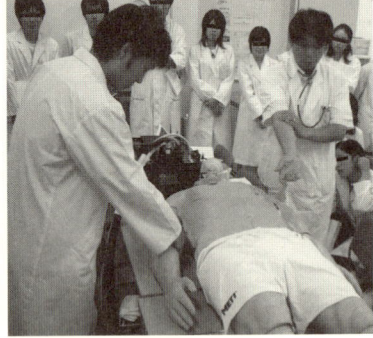

（A）バッグ・バルブ・マスクでの人工呼吸　　　　（B）脈の触知

4．薬物投与や生体反応を理解し二次救命へも貢献

　薬剤師は、二次救命処置に対し薬物投与技術やフィジカルアセスメントの技術を身につけたうえで、薬剤の適正使用を常に心がけなければならない。

　学生に体験させる、高機能シミュレータ（スタン®）を用いた心室細動（VF）に対する二次救命処置の実習風景（図9）、および手順と病態変化を示す（図10）[4]。このシミュレータは、①VFによる意識の消失、無呼吸、無脈、血圧低下に対し、心肺蘇生と1回目の除細動を自動体外式除細動器（AED）で実施し

図10 高機能シミュレータを用いた二次救命処置の手順と病態変化

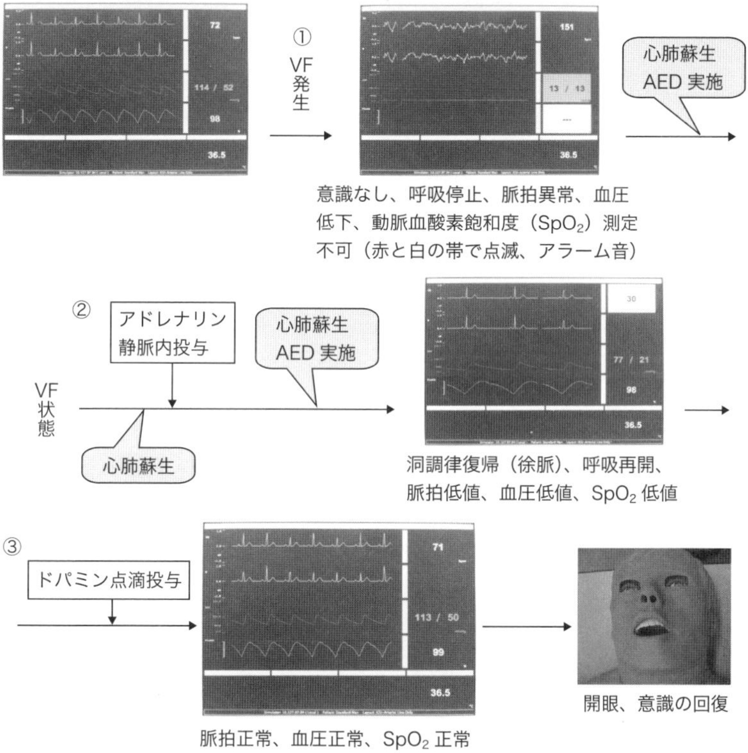
72
114 / 52
98
36.5
① VF発生
151
13 / 13
36.5
意識なし、呼吸停止、脈拍異常、血圧低下、動脈血酸素飽和度（SpO_2）測定不可（赤と白の帯で点滅、アラーム音）
心肺蘇生
AED 実施
②
VF状態
アドレナリン静脈内投与
心肺蘇生
AED 実施
心肺蘇生
30
77 / 21
98
36.5
洞調律復帰（徐脈）、呼吸再開、脈拍低値、血圧低値、SpO_2 低値
③
ドパミン点滴投与
71
113 / 50
99
36.5
脈拍正常、血圧正常、SpO_2 正常
開眼、意識の回復

たが洞調律の出現がなく、②再度心肺蘇生続行中にアドレナリン投与と2回目のAEDによる除細動の実施により洞調律は出現するものの徐脈継続、③その徐脈回避のためにさらにドパミンを投与し回復するシナリオとなっている。その際、バイタルサインや心音の変化を感知でき、動脈血酸素飽和度（SpO_2）および心電図波形などもモニター画面上に表示され、異常な場合は警告音も発するため、触覚・視覚・聴覚から患者の容態変化を再現できる。薬剤投与やバイタルサインチェックおよび聴診法を主体としたフィジカルアセスメントの実習を通し、アドレナリンやドパミンで施行する静脈注射や点滴静脈注射の投与ルート、およびVF時のバイタルサインと心電図波形についてはすでに理解できている。したがって、学生はVFの発生からベースラインへ回復するまでの二次救命処置の手順と

手技の熟知にとどまらず、蘇生段階でのバイタルサイン（呼吸数、徐脈、頻脈、脈の強弱、血圧）、心電図波形および薬物投与（静脈注射と点滴静脈注射による血中濃度推移と効果発現の差異）の意義を十分に理解して二次救命処置を行え、"気づき"も多く存在したに違いない。さらに、本シミュレータは蘇生手技を間違わなければ、蘇生が成功した時点で正常脈の触知（血圧の高低により触知できる箇所が変わる。例えば、著しい血圧低下の場合、心臓に近い頸動脈は触知できるが心臓から遠い橈骨動脈は触知できない等）、呼吸再開およびまぶたが開くため、学生から歓声が上がる。このことから、二次救命処置実習は学生に命の尊さを実感させ、感動をも与えることができると考える。当然、実際の現場で患者を相手に蘇生させる実習など不可能なわけだから、これが最善の実習方法であることは間違いない。

5．おわりに

　薬物投与技術やフィジカルアセスメント技術（正常と異常の差異の認識）および救急救命技術の修得は、臨床センス（臨床能力）に長けた薬剤師を養成するうえで必要不可欠である。これが薬剤師に強い技術への執着をもたらし、近い将来、薬術までも手にすることとなるのである。

REFERENCES
1) Takamura N., Tokunaga J., Ogata K., Yoshida H., Setoguchi N., *Yakugaku Zasshi*, 130 (4), 583-588 (2010).
2) Tokunaga J., Takamura N., Ogata K., Yoshida H., Furuya Y., Totoribe K., Matsuoka T., Ono S., *Jpn. J. Pharm. Health Care Sci.*, 34 (7), 685-690 (2008).
3) Tokunaga J., Takamura N., Ogata K., Yoshida H., Furuya Y., Totoribe K., Nagata M., Hidaka M., Matsuoka T., Ono S., Yamamoto R., Arimori K., *Jpn. J. Pharm. Health Care Sci.*, 34 (9), 847-852 (2008).
4) Tokunaga J., Takamura N., Ogata K., Yoshida H., Totoribe K., Nagata M., Hidaka M., Matsuoka T., Ono S., Yamamoto R., Arimori K., *Yakugaku Zasshi*, 128 (7), 1045-1055 (2008).

索引

〈数字・英文〉

Ⅰ音、Ⅱ音　42
Ⅲ音、Ⅳ音　44
4年制（薬学教育）　3, 72, 80
6年制（薬学教育）　3, 72, 80, 96
ADME診断法　55
AGP　50, 58, 112, 113
CBT　76
face scale → フェイススケール
GP（Good Practice）→ 医療人GP
HSA（ヒト血清アルブミン）　50, 58, 112
OSCE　76
SOAP　61
TDM　55
U字式水銀バロメーター　46
α_1-酸性糖蛋白質 → AGP

〈和文〉

あ

アルブミン　38, 50, 58, 112
アロステリック阻害　58
アントニオ猪木（人名）　32
医療人GP（Good Practice）　96, 100
インフォームド・コンセント　79
ウエスタン・ラリアット　32

か

科学者　48
拡張期　42
過剰心音　44
間質性肺炎　94
患者に触れない医療／患者に触れる医療　99
間接聴診法　37, 41, 56, 128

効き目を売る　15
儀式性　68
技術者　48
決め技　33
救急救命　125
競合阻害　58
薬の効果を最大限に引き出す　9
薬を変える　9
血圧計　46
血管内聴診法　54
コア・カリキュラム　76
コミュニケーションスキル　65
コミュニケーション能力　78
コロトコフ（人名）　40

さ

在宅医療　63, 94
サイトⅠ、Ⅱ　51, 113
三尖弁　42
三尖弁領域　43
ジアゼパム　52
ジクロフェナク坐剤—遊離脂肪酸療法　120
ジクロフェナク坐剤—ナブメトン錠療法　120
ジソピラミド　52
実務実習　76, 90
実務実習モデル・コアカリキュラム　76
下村 脩（人名）　89
収縮期　42
柔よく剛を制す　9
心音　42
心基部　43
心雑音　45
心尖部　43
シンプルすぎる技　32
水銀柱　46

133

スーパー薬剤師　87
スキルミックス　91
スタン®　97
スタン・ハンセン（人名）　32
セカンドチョイス　37
セルフメディケーション　25
攻めの薬物投与法　18
僧帽弁　42
僧帽弁領域　43

た・な

タイガーマスク（人名）　32
大動脈弁　42
大動脈弁閉鎖不全　45
大動脈弁領域　43
蛋白結合置換術　54, 62, 112
聴診器　37, 42
聴診法　→　間接聴診法
道具　36
治すマインド　26, 50, 81
ノーベル賞　89

は

バイタルサイン　92
ハイテク　39
肺動脈弁　42
肺動脈弁領域　43
抜苦与楽　iii, 2, 34
非侵襲的な医学的検査機器（装置）　98
必殺技　32
ヒト血清アルブミン　→　HSA
病棟薬剤業務実施加算　86
ファーストチョイス　37
ファーマシューティカルケア　97
フィジカルアセスメント　92
フィジカルアセスメント技術　98, 125
フィジコ®　128
フェイススケール　65
フェニトイン　52
服薬コンプライアンス　18
ブランド薬局　69

プロレス　32
ヘイルズ（人名）　46
ベッドサイド実習　101, 125
ベル型　42
ポアズイユ（人名）　46
ボルタレン坐剤　64

ま

膜型　42
名医　35
名薬剤師　35
メトトレキサート　94
門前にある薬局　69

や

薬学教育制度　72
薬学教育モデル・コアカリキュラム　76
薬学共用試験　76
薬学さくら　97
薬学的技術力　82
薬学的分布診断法　50, 55, 97, 112
薬学臨床技術導入学　86, 87
薬剤管理指導業務　9, 11
薬剤師綱領　4
薬剤師　4
　——になるために　3
　——の技術力　85
　——の人数　30
　——の仕事と役割　4
薬剤師倫理規定　5
薬術　9, 12, 18, 20, 31, 85, 102
薬物結合サイト　51, 114
薬局薬剤師　6, 23, 62, 68, 94
ヤブ医者　35
勇気と自信　57

ら・わ

ラエンネック（人名）　39
レバインの分類　45
ローテク　39

著者紹介

髙村　徳人(たかむら　のりと)

　1985年　東京薬科大学薬学部薬学科卒業
　現　在　九州保健福祉大学大学院医療薬学研究科　教授，博士（薬学）

NDC499　　142p　　21cm

がんばろう薬剤師(やくざいし)　─医療貢献(いりょうこうけん)のための道(みち)を探(さぐ)る

2013年　3月25日　第1刷発行
2015年　7月25日　第5刷発行

著　者　髙村　徳人(たかむら　のりと)
発行者　鈴木　哲
発行所　株式会社　講談社
　　　　〒112-8001　東京都文京区音羽2-12-21
　　　　　販　売　(03) 5395-4415
　　　　　業　務　(03) 5395-3615
編　集　株式会社　講談社サイエンティフィク
　　　　代表　矢吹俊吉
　　　　〒162-0825　東京都新宿区神楽坂2-14　ノービィビル
　　　　　編　集　(03) 3235-3701
印刷所　株式会社双文社印刷
製本所　株式会社国宝社

落丁本・乱丁本は，購入書店名を明記のうえ，講談社業務宛にお送り下さい．送料小社負担にてお取替えします．
なお，この本の内容についてのお問い合わせは講談社サイエンティフィク宛にお願いいたします．
定価はカバーに表示してあります．

© Norito Takamura, 2013

本書のコピー，スキャン，デジタル化等の無断複製は著作権法上での例外を除き禁じられています．本書を代行業者等の第三者に依頼してスキャンやデジタル化することはたとえ個人や家庭内の利用でも著作権法違反です．

JCOPY 〈(社)出版者著作権管理機構　委託出版物〉
複写される場合は，その都度事前に(社)出版者著作権管理機構（電話 03-3513-6969, FAX 03-3513-6979, e-mail : info@jcopy.or.jp）の許諾を得て下さい．

Printed in Japan
ISBN978-4-06-156304-9

講談社の自然科学書

薬学6年制卒の薬剤師は、活躍できるのか？
「名薬剤師」の誕生にむけて、今、すべきことを考える。

薬学生・薬剤師必読！

がんばろう 薬剤師
医療貢献のための道を探る

髙村 徳人・著　A5・142頁・本体1,800円　ISBN 978-4-06-156304-9

薬剤師の仕事に感動はあるのだろうか？ 薬剤師がもつべき真の技術、そして医療マインドとは？ 日本の薬学教育に、フィジカルアセスメント技術の習得の必要性をいち早く全国発信した筆者が、本音で熱い思いを語る。薬学入門のサブテキストとしても最適。

▶ **主な内容**

第1章　薬剤師の職能を考える　第2章　薬術の開発を目指して　第3章　これからの薬剤師養成

現場に即した内容　まずはこの1冊から
スタートアップ 服薬指導

大井 一弥・編著　ISBN 978-4-06-156300-1
A5・255頁・本体2,400円

患者さんに確認すべきこと、言ってはいけない言葉、質問への答え方など、服薬指導でおさえておくべきポイントがよくわかる。

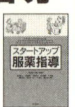

薬剤師のための コミュニケーションスキルアップ

井手口 直子・編著
B5・174頁・本体2,800円
ISBN 978-4-06-153695-1

図解でわかる　漢方医学の見方と考え方
好きになる 漢方医学

患者中心の全人的医療を目指して

喜多 敏明・著　A5・190頁・本体2,200円　ISBN 978-4-06-154170-2

ゼロから始める漢方医学。漢方独自の見方、考え方が修得できる本格的入門書。ユニークな3ステップで理論から実践的知識(診断、治療の実際、方剤解説)まで、段階的に学べる。絵や図表が多く理解しやすい構成。

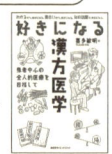

▶ **主な内容**

1. 漢方の特質を理解する　漢方薬の特質／漢方医学の歴史／漢方医学の特質　2. 漢方の基礎を理解する　生命活動を司る3種類の生体システム／生体システムにおける体質的な個人差
3. 漢方の臨床を理解する (1)　六病位アプローチの考え方／六病位アプローチの診断と治療
4. 漢方の臨床を理解する (2)　気血水アプローチの考え方／気血水アプローチの診断と治療

ワンポイントマスター
そこが知りたい！ **貼付剤**
―皮膚特性に応じた適正使用―

大井 一弥・編著　平本 恵一／井上 直子・著
A5・126頁・本体2,400円
ISBN 978-4-06-156309-4

スタートアップ がん薬物治療
大井 一弥・編著　A5・271頁・本体2,900円
ISBN 978-4-06-156306-3

好きになる薬物治療学
大井 一弥・著　A5・207頁・本体2,200円
ISBN 978-4-06-154175-7

※表示価格は本体価格（税別）です。消費税が別に加算されます。

講談社サイエンティフィク　http://www.kspub.co.jp/